シリーズ
シニアが笑顔で楽しむ❼

すき間体操で毎日健康

+介護者の基礎知識

グループこんぺいとう 編著
木下悦子 執筆

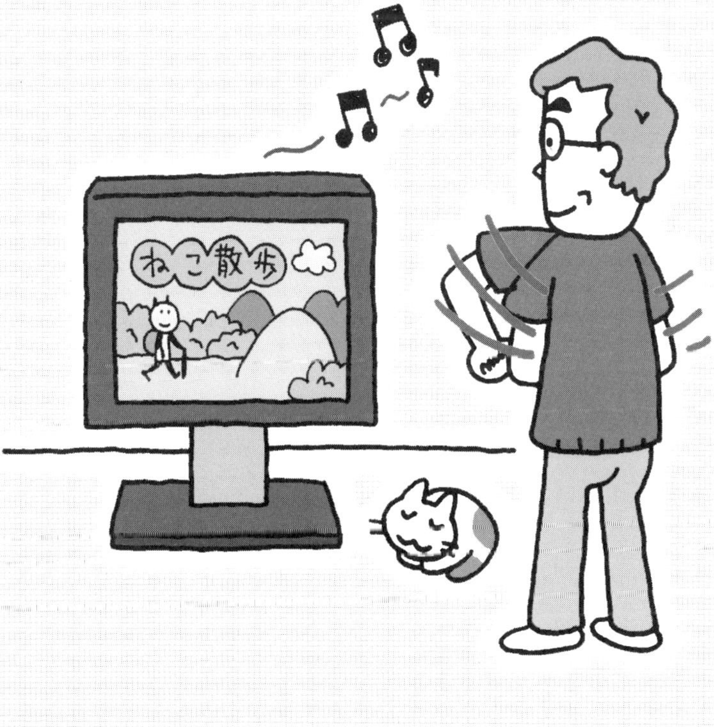

黎明書房

はじめに

毎日、すき間時間を使って動きましょう

日々休みなく使っている体は、加齢とともに疲れがとれにくくなってきます。

使った体は疲れがたまらないうちに、手入れをしてあげたいものです。いつも使う部位や筋肉は限られていますので、それ以外のあまり動かさないところや、だんだんと弱くなっているところを、少しずつでも動かしてあげると、そのまわりもほぐれてきて、動かしやすくなってきます。

すき間時間にちょっとした筋力運動をしているだけでも、元気を取り戻すことができます。どうぞ、この本を参考にして、あまりがんばりすぎずに、ゆっくりと呼吸をしながら、楽しく動いてください。

体操プランナー・木下悦子

もくじ

はじめに……1

1章 朝・昼・夜のすき間体操

●朝のすき間体操
①布団の上でストレッチ……6
②手足をブルブル……8
③台所の流し台で屈伸……10
④台所の流し台で肩のばし……12
⑤台所の流し台で脇のばし……14

●昼のすき間体操
⑥どこでも腕振り……16
⑦椅子につかまって足振り……18
⑧１段を上り下り……20
⑨体ひねり……22
⑩椅子を使ってスクワット……24

●夜のすき間体操
⑪お風呂の中でストレッチ……26
⑫あぐらをかいてストレッチ……28
⑬布団の上で手振り足振り……30
⑭布団の上で腰ひねり……32
⑮布団の上でもものばし……34

コラム 朝・昼・夜の体と体操……36

2章 体の部位別すき間体操

●手のすき間体操

⑯手首のばし ……38

⑰手首の内回し ……40

⑱壁で腕立て ……42

●足のすき間体操

⑲ぐーんと背のび ……44

⑳片足立ち ……46

㉑しこ踏み ……48

●ひざのすき間体操

㉒座ってひざ倒し ……50

㉓足の上げ下げ ……52

㉔スリッパ飛ばし ……54

●足首のすさ間体操

㉕足首回し ……56

㉖足首体操 ……58

㉗土踏まず体操 ……60

●首のすき間体操

㉘首のばし　その1 ……………………………………………62

㉙首のばし　その2 ……………………………………………64

㉚首のトレーニング ……………………………………………66

●肩のすき間体操

㉛肩回し ……………………………………………………………68

㉜肩甲骨《けんこうこつ》のばし ……………………………………………………70

㉝肩のばし ………………………………………………………72

●目・口・耳のすき間体操

㉞目の体操 ………………………………………………………74

㉟顔ほぐし ………………………………………………………76

㊱耳のばし ………………………………………………………78

●脳のすき間体操

㊲指折り ……………………………………………………………80

㊳記憶体操 ………………………………………………………82

㊴ひとりジャンケン ……………………………………………84

介護者の基礎知識 ……………………………………………86
～シニアの体の状態を知ろう～

1章

朝・昼・夜のすき間体操

朝は、１日の始まりのウォーミングアップに、
ストレッチ効果のある体操を。
昼は、動きやすい体になっているので、
筋力を鍛《きた》えるための体操を。
夜は、明日のために、筋肉や関節をのばす体操を。
生活に合わせて、すき間時間に体操をしましょう。

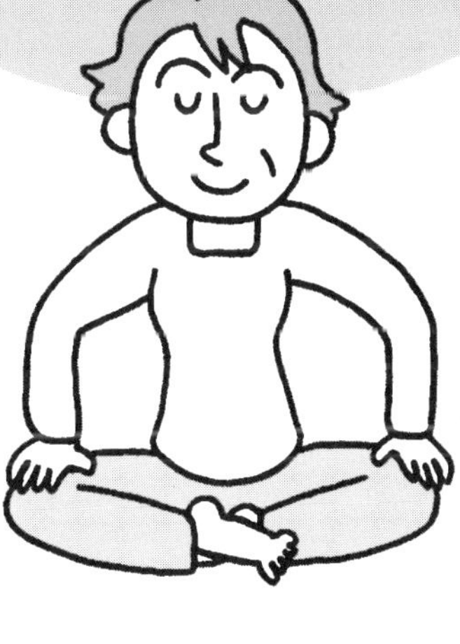

1 布団の上でストレッチ

目覚めたときの体は、背中や腰が縮み、足も動きにくくなっています。そこで、起き上がる前に、布団の上で腰、ひざ、ももをのばしましょう。

動き方

① 布団に寝たままで、片足のひざを両手でかかえ、反対のひざは立てる。かかえたひざを胸にゆっくり近づける。

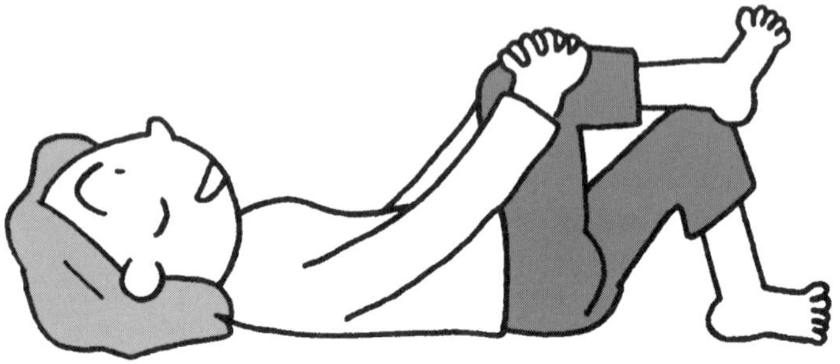

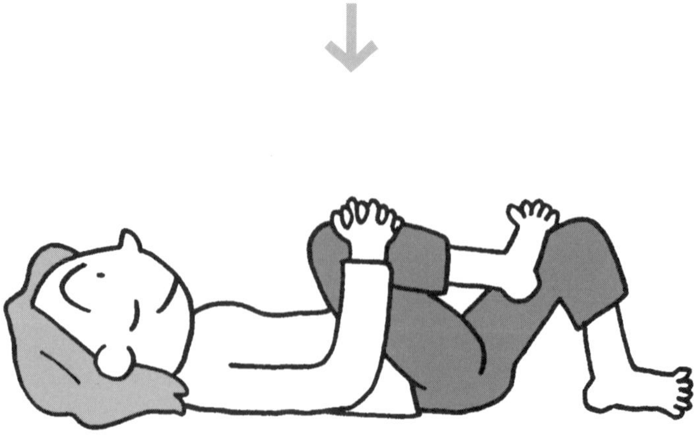

② かかえたひざを胸に近づけたまま、立てているひざをゆっくりのばす。

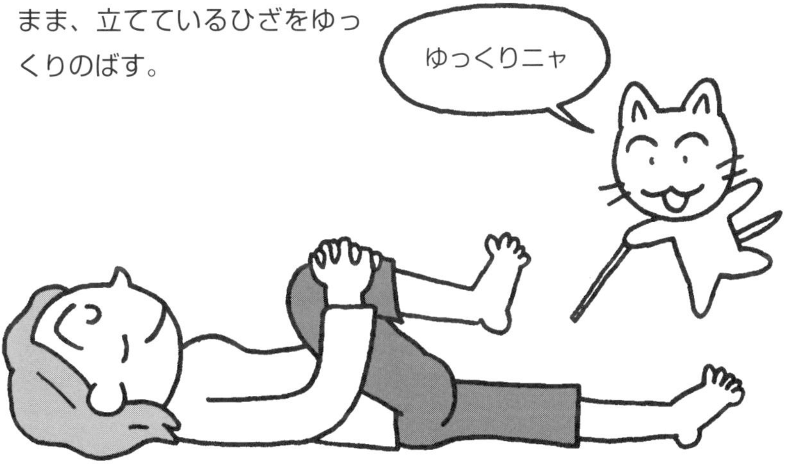

★足をかえて①②を同様におこなう。

③ 両足をかかえ、ゆっくり胸に近づけ、息を吸ったり吐いたりする。

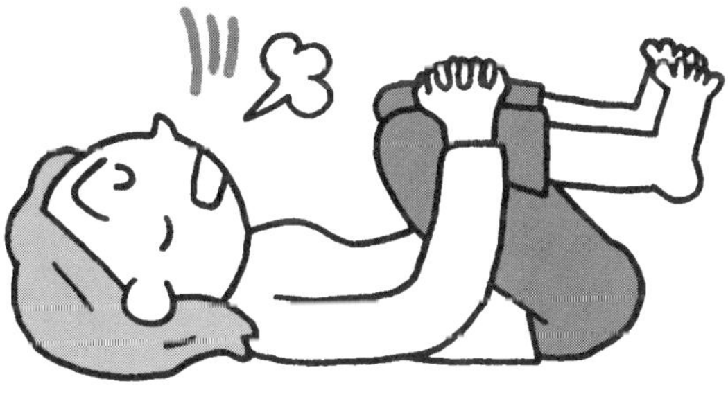

★おしりは床から浮いてもＯＫ。

POINT

・ひざを胸に近づけるのはできるところまででＯＫ。痛いのを無理しておこなわないようにします。

② 手足をブルブル

朝は、忙しく動き回るので、手足の筋肉も緊張します。緊張した後は脱力も大事。力を抜いて手首や足首を柔軟にしましょう。立っていても座っていても、寝たままでもできます。

動き方

●足首の力を抜いて、片足ずつブルブル振る。

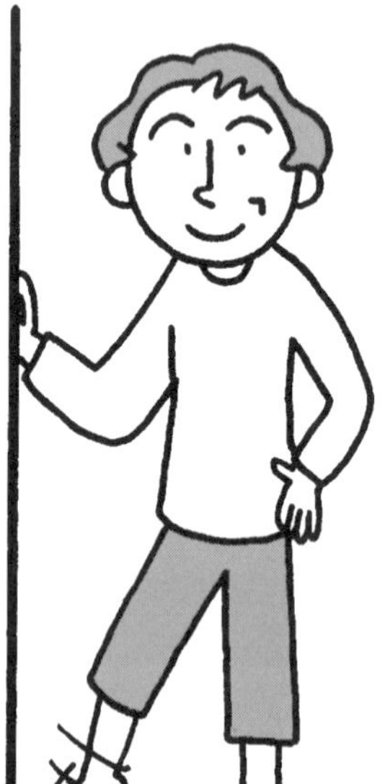

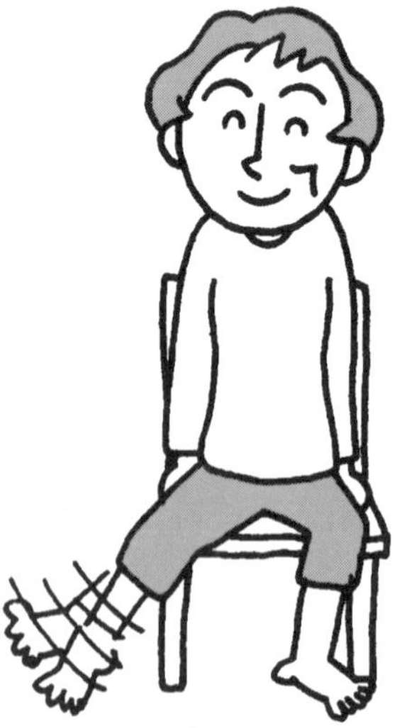

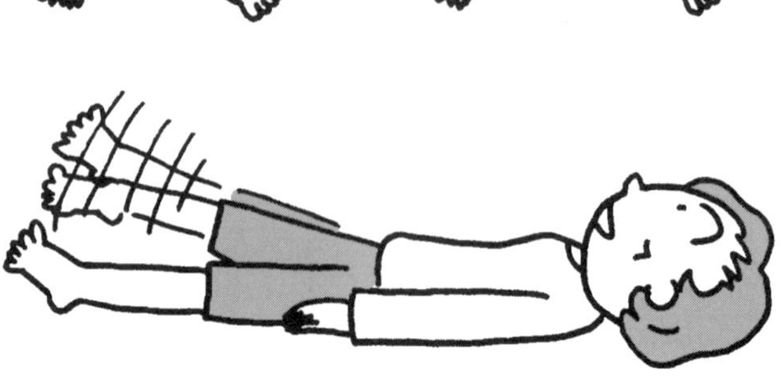

●手首の力を抜いて、両手を一緒にブルブル振る。

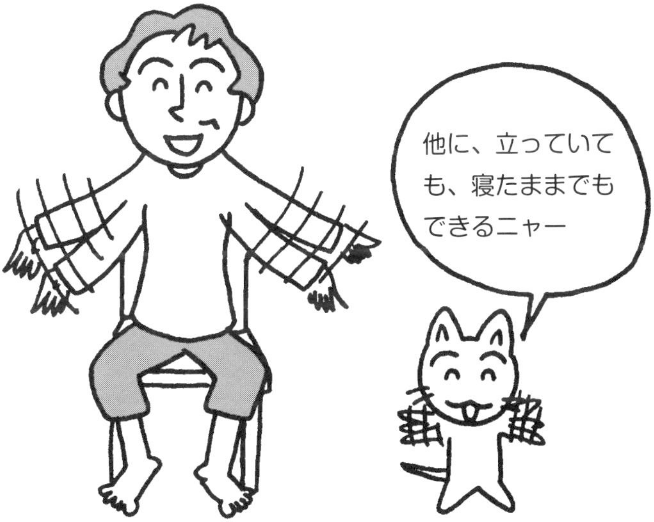
他に、立っていても、寝たままでもできるニャー

●両手と片足（または両足）を
一緒にブルブル振る。

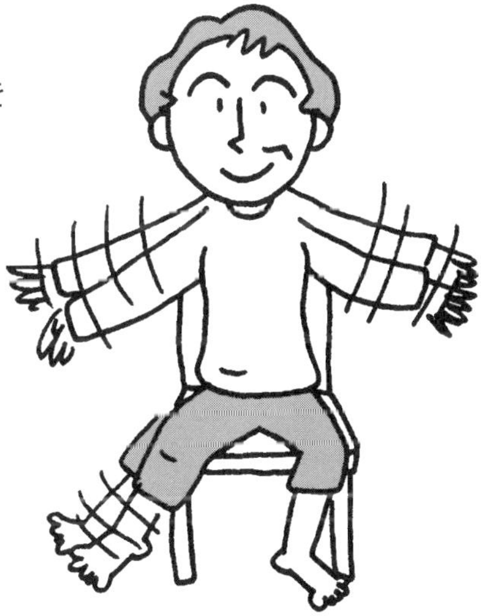

POINT

・立って足を振るときは、テーブルや椅子など、何かにつかまっておこないましょう。
・ブルブル振る方向を、上下、左右などとかえましょう。

3 台所の流し台で屈伸

台所の流し台につかまって、足首やひざの関節をのばしたり曲げたりします。足元をしっかりさせる、忙しい１日の準備体操です。

動き方

① 両手で流し台につかまり、足を肩幅に広げ、つま先はまっすぐ前に向ける。最初はゆっくりと、少し曲げる・のばすをくり返してひざをほぐす。

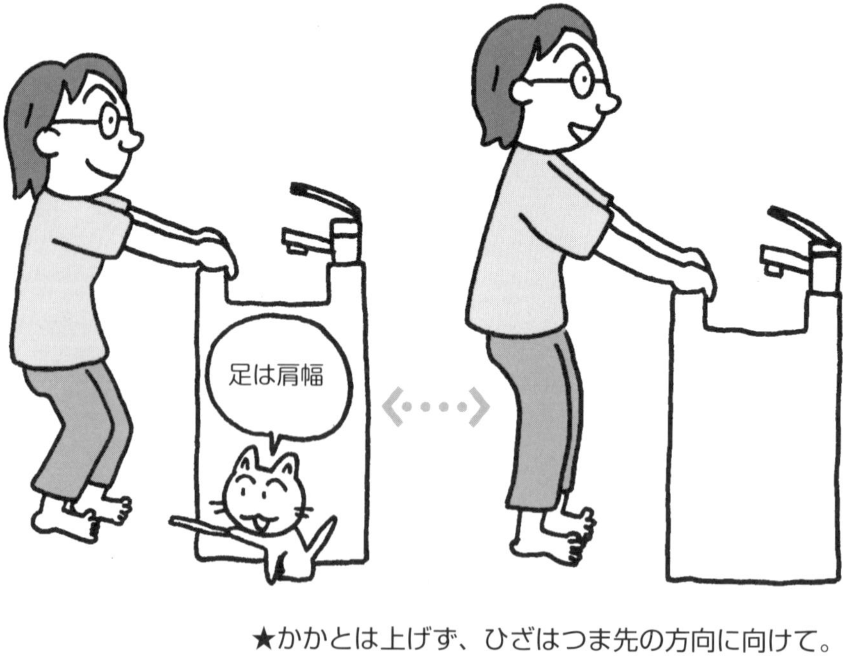

★かかとは上げず、ひざはつま先の方向に向けて。

② ひざがほぐれたら、今度は「1、2」で軽くひざを曲げて、そのまま5秒くらい保ち、「3、4」でグーッと深く曲げる。

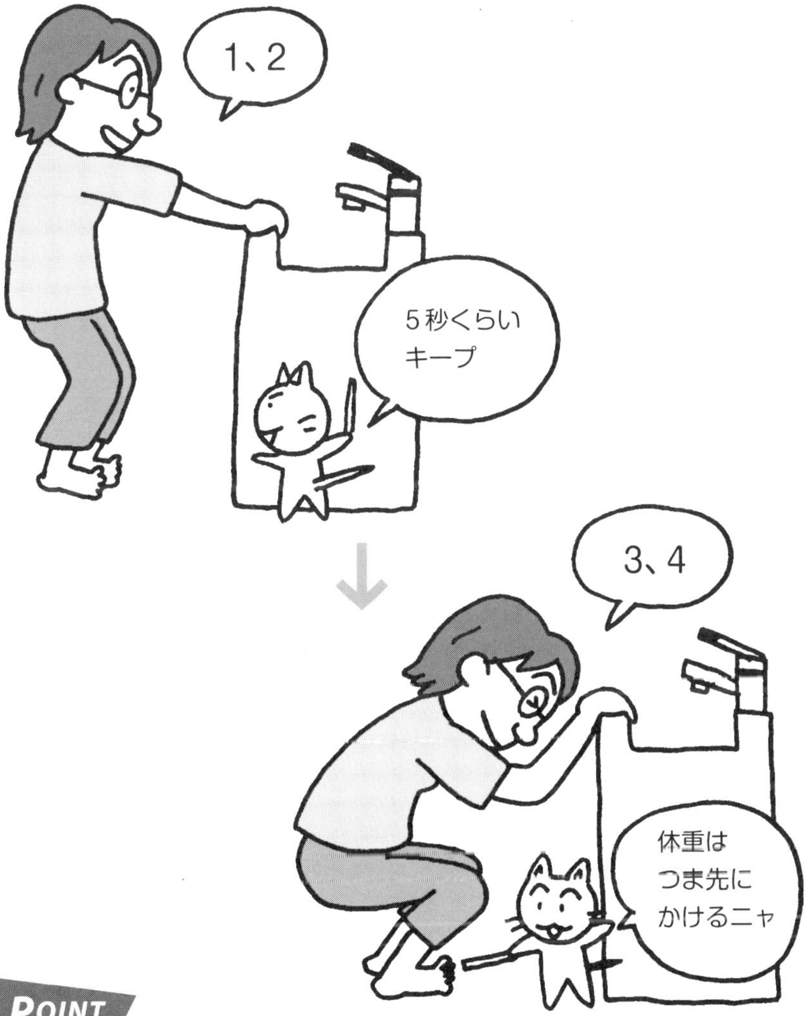
1、2
5秒くらい
キープ
3、4
体重は
つま先に
かけるニャ

POINT

・ゆっくりおこなうことが大切です。
・流し台につかまる両手は常にのばし、おしりは後ろに出ないように注意しましょう。

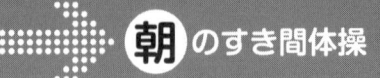

④ 台所の流し台で肩のばし

朝は肩の筋肉もかたくなっています。首から肩までの筋肉をゆっくりのばしましょう。

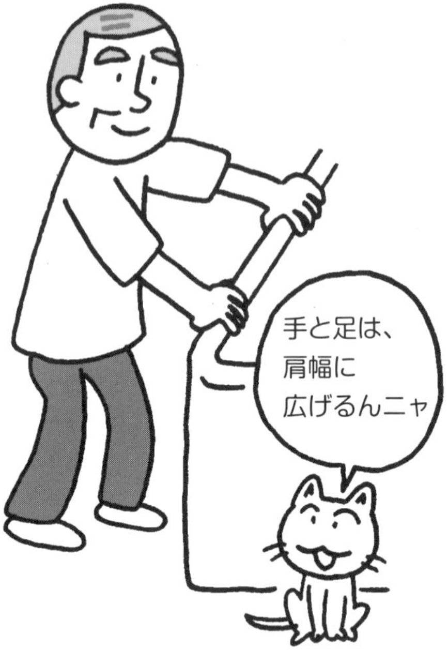

動き方

① 両手を肩幅に広げてまっすぐのばし、流し台につかまる。足も肩幅に広げる。

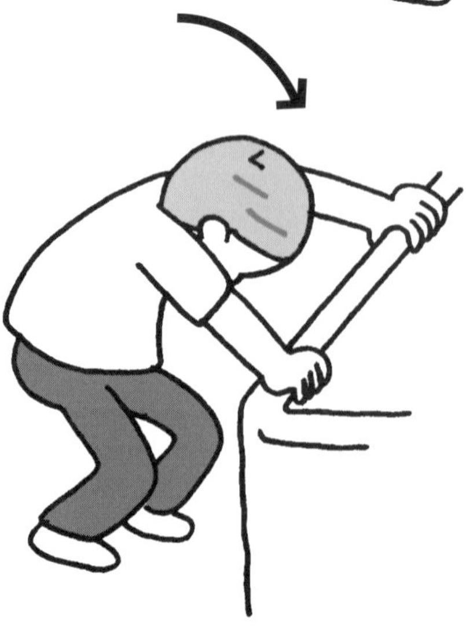

② 足首とひざをゆっくり曲げながら、顔を下に向けて肩をのばしていく。

③ ゆっくり元に戻ったら、肩をグーッと上げて緊張させた後、ストーンと落としてリラックス。

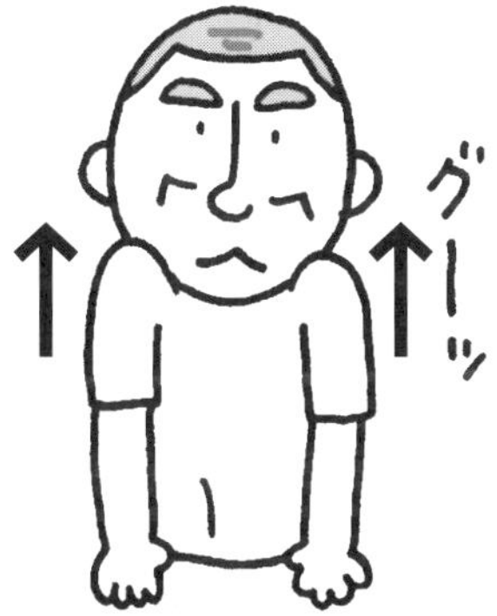

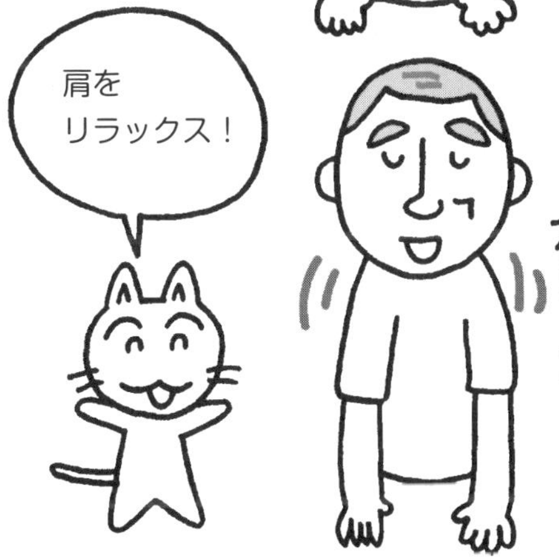

POINT

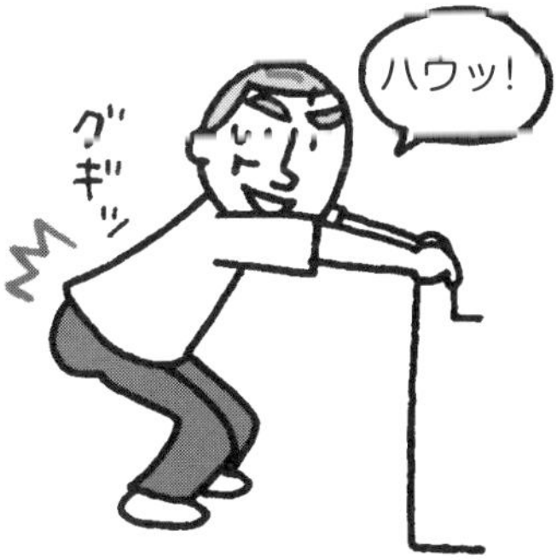

・流し台に体重をかけすぎると、流し台をつかむ手首に負担がかかるので注意します。
・ひざを少しずつ深く曲げて、肩への負荷《ふか》を増やしていきましょう。
・背を反《そ》らせておしりを出すと腰を痛めるので、注意しましょう。

5 台所の流し台で脇のばし

生活の中で手を上げることはあっても、脇まではなかなかのびません。意識的に手を上げて、脇までのばしましょう。

動き方

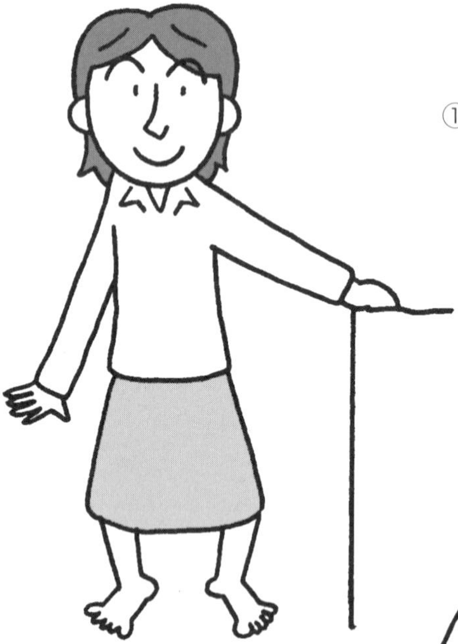

① 流し台の前に横向きになって立ち、足を肩幅に広げ、ひざを軽く曲げてゆるめる。片手は流し台につかまる。

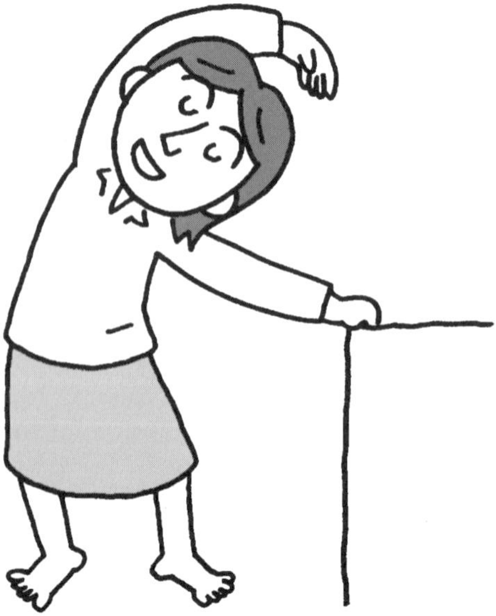

② 片手で流し台につかまったまま、反対の腕を頭の上に預けるように置き、流し台のほうにゆっくりと体を曲げる。

③ 流し台をつかんだ手をまっすぐにのばし、体重を流し台と反対の足にかけ、脇をしっかりのばす。ゆっくり戻り、体をまっすぐにする。

★脇の力を抜いて、息を吐きながらおこなう。

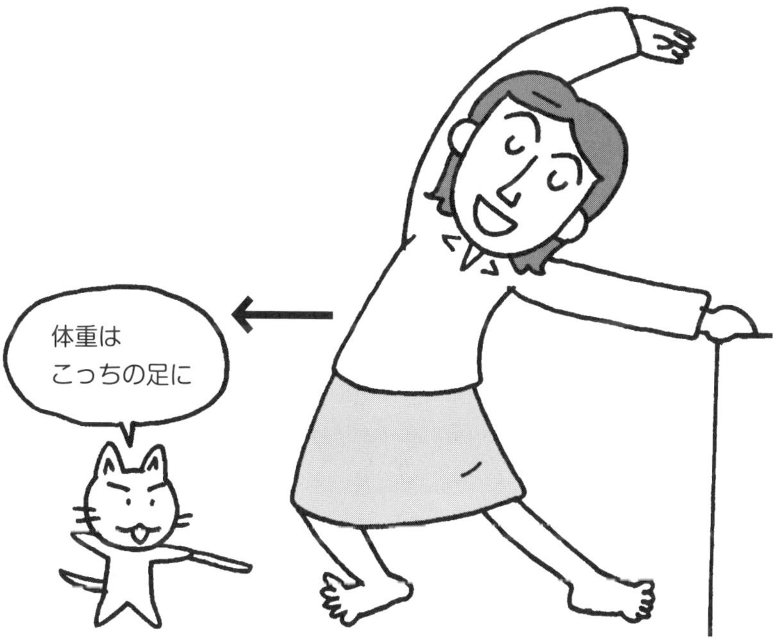

★体の向きをかえて、反対側も①〜③を同様におこなう。

POINT

・流し台につかまっているとき、腕は常にまっすぐのばすようにしましょう。

6 どこでも腕振り

ウォーキングのスタイルで、両手を軽く握って元気よく振って、肩を大きく動かすだけ。血行がよくなり、肩関節もやわらかくなります。

動き方

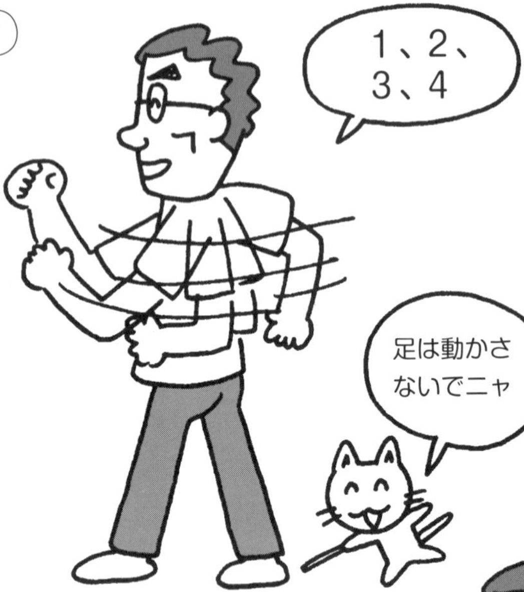

① 足を前後に少し広げて立つ。足は動かさず、両手を軽く握り、ひじを軽く曲げて腕を前後に振る。

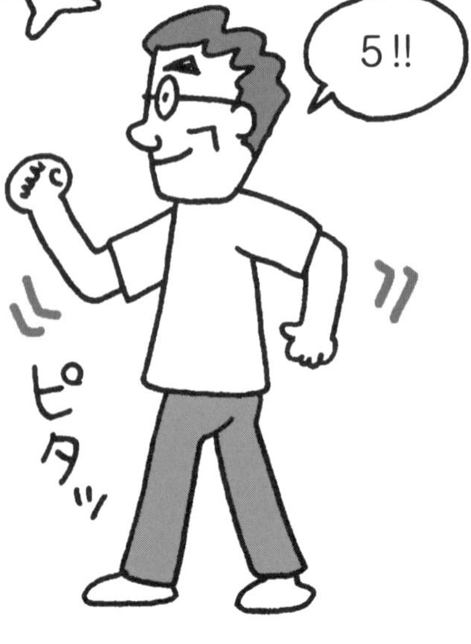

② 「1、2、3、4、5」とかぞえて、5でピタッと止まるのをくり返す。

③ 今度は足を左右に少し広げて立ち、両手を軽く握り、ひじを軽く曲げて腕を左右に振る。5までかぞえては、ピタッと止まるのをくり返す。

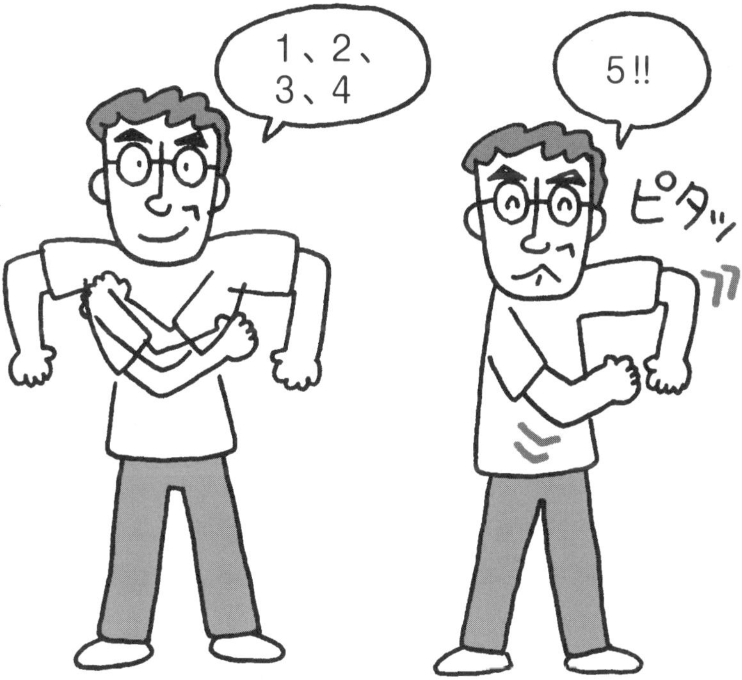

POINT

・ひじをしっかり振るイメージでおこないます。
・テレビやラジオから流れてくる曲に合わせたり、好きな歌を口ずさんだりしながら、リズミカルに動かしましょう。

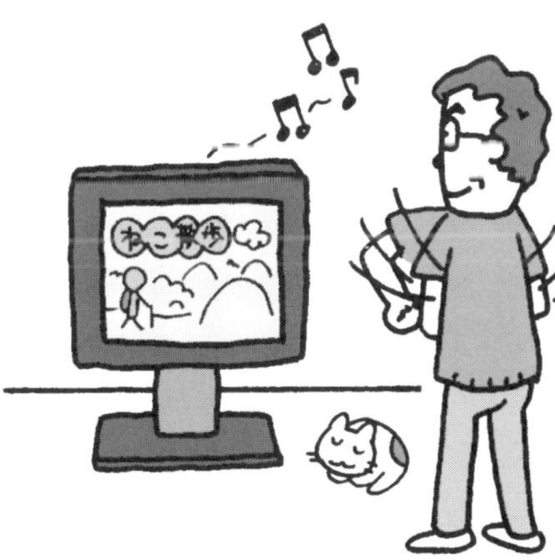

7 椅子につかまって足振り

日常生活では足を前方に動かす動作が多く、足の後ろの筋肉がだんだんかたくなってきます。足を振る体操で、股関節《こかんせつ》をやわらかくし、バランスをとれる体にしましょう。

動き方

① 椅子に片手でつかまって、片足ずつ前後に振る。

② 椅子に両手でつかまり、片足ずつ体の前で右左に振る。

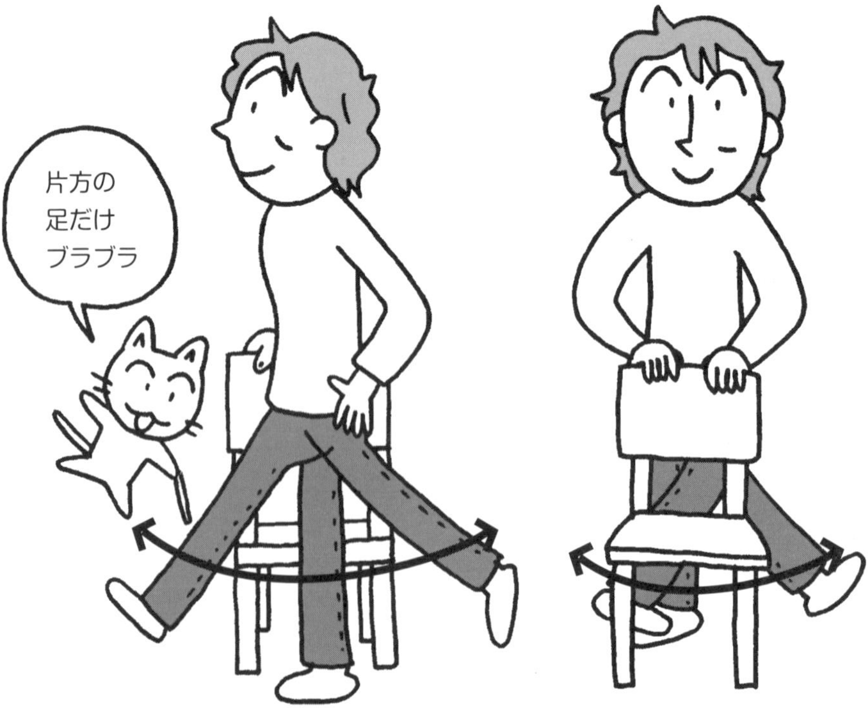

★足の力を抜いて振る。

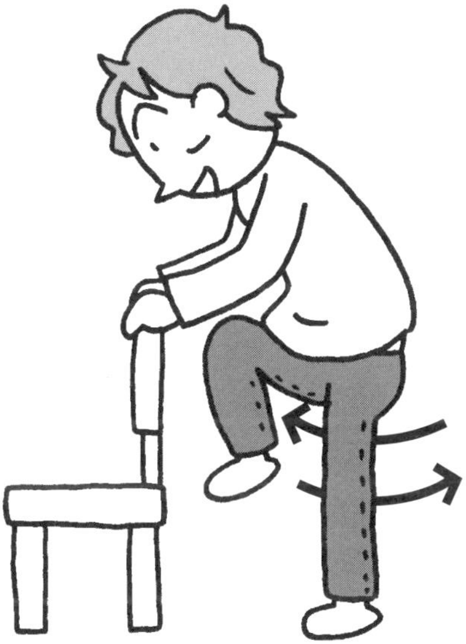

③ 椅子に両手でつかまり、腰を丸めて片足のひざを前に曲げ、その足を後ろに蹴るように大きく振り上げる。

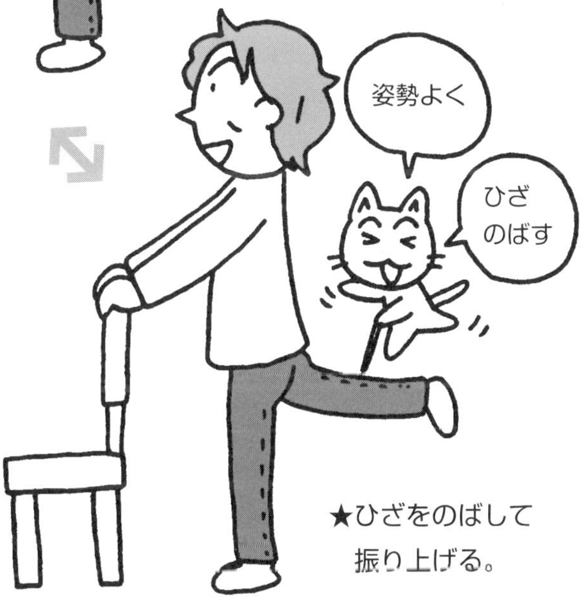

★ひざをのばして振り上げる。

POINT

・足の力を抜いて大きく振ることで、股関節も腰まわりもやわらかく、力強くなります。
・前後に振るときは、ひざが曲がらないようにします。
・後ろに足を振り上げるときは、背中をのばして姿勢よくおこないましょう。

8 1段を上り下り

ももとふくらはぎの筋肉を強くする階段の上り下り。毎日少しずつ、日々積み重ねていくと、足腰が鍛《きた》えられ、長い階段を上るのも楽になります。

動き方

①「1、2」で1段上って、「3、4」でつま先立ちをし、「5、6」で振り返らずに1段下りる。

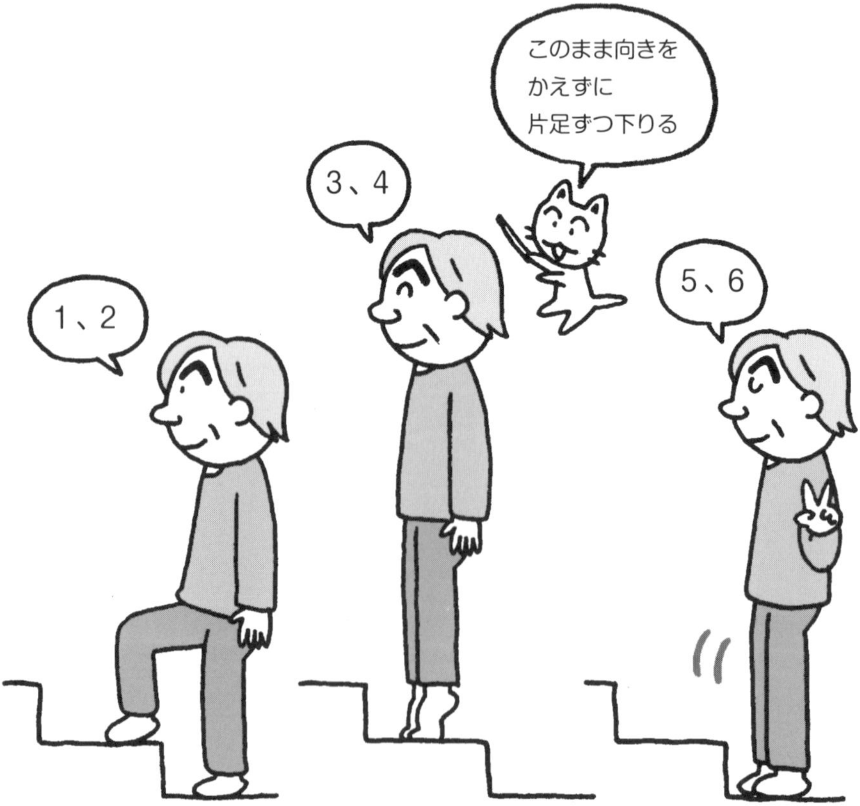
1、2
3、4
このまま向きを
かえずに
片足ずつ下りる
5、6

② ①ができたら上る段数を増やす。「1、2、3、4」で2段上って、「1、2、3、4」と今度は片足立ちをして、また「1、2、3、4」で振り返らずに下りる。

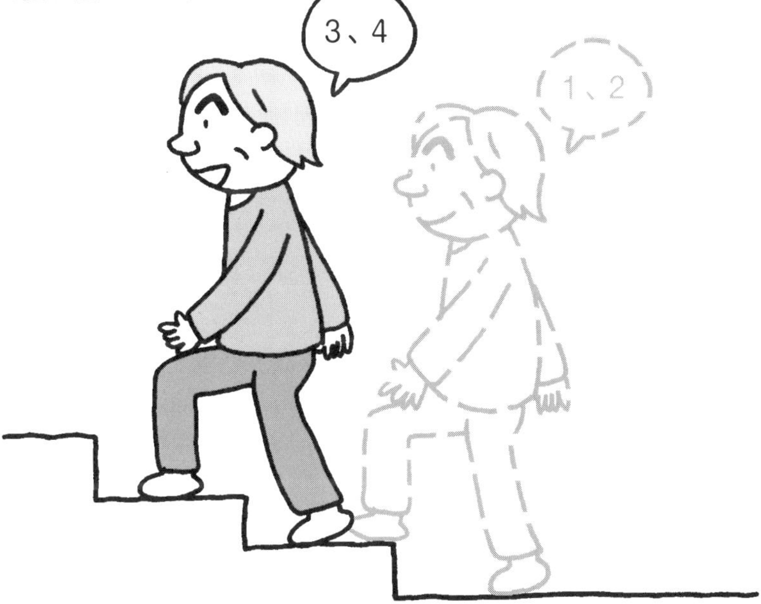

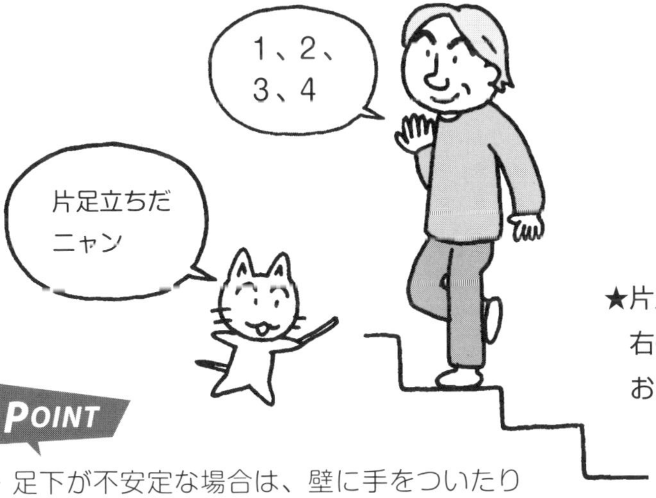

★片足立ちは、左右の足を交互におこなう。

POINT

・足下が不安定な場合は、壁に手をついたり手すりにつかまっておこないましょう。

9 体ひねり

まずは両手を振って体全体をリラックスさせます。だんだんと背中の筋肉を意識しながら、体をひねる動きにかえていきましょう。

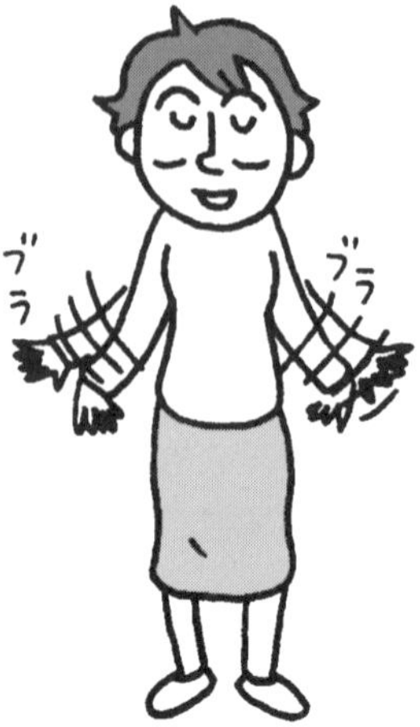
ブラ
ブラ

動き方

① 両足を肩幅に広げ、ひざは軽く曲げて立つ。
最初に両手をブラブラ振って、手と腕をほぐす。

② 前を見て、体の力を抜き、両手を体にまきつけるように「ブルンブルン」とくり返し振る。

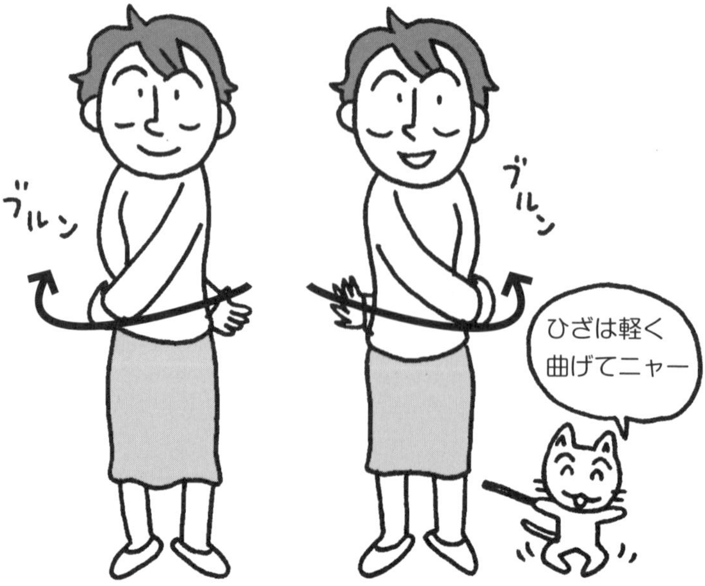
ブルン
ブルン
ひざは軽く
曲げてニャー

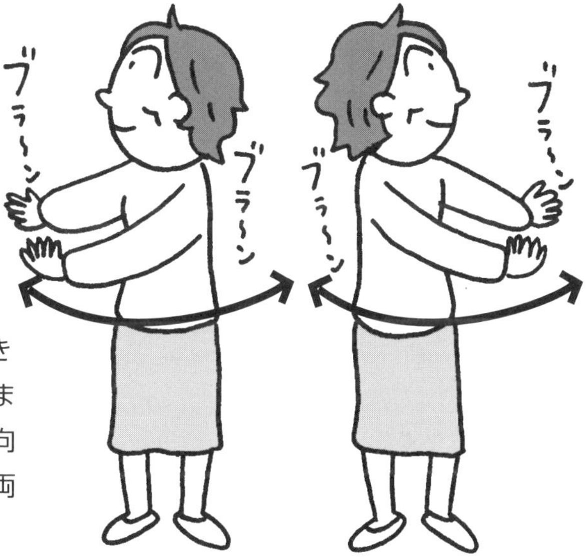

③ 少しずつ振りを大きくしていき、後ろまで振り向く。振り向きながら、大きく両手を振る。

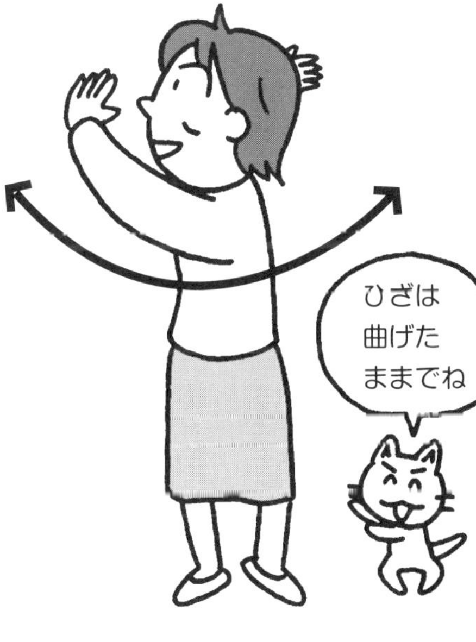

④ 振り向く側の手を、ななめ後ろに高く振り上げるようにしていく。

POINT

・両手を大きく振ってもぶつからない場所でおこないます。
・体や腕の力を抜いて、腕の勢いに体を預ける感覚でおこないましょう。

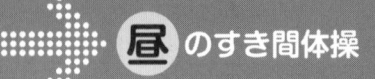

⑩椅子を使ってスクワット

椅子から立ち上がる・座る動作をゆっくりおこない、ひざ、もも、腰の筋力を強くしましょう。

動き方

① 椅子を壁などにつけて安定させる。椅子の前に立ち、ひざを軽く曲げたりのばしたりする。

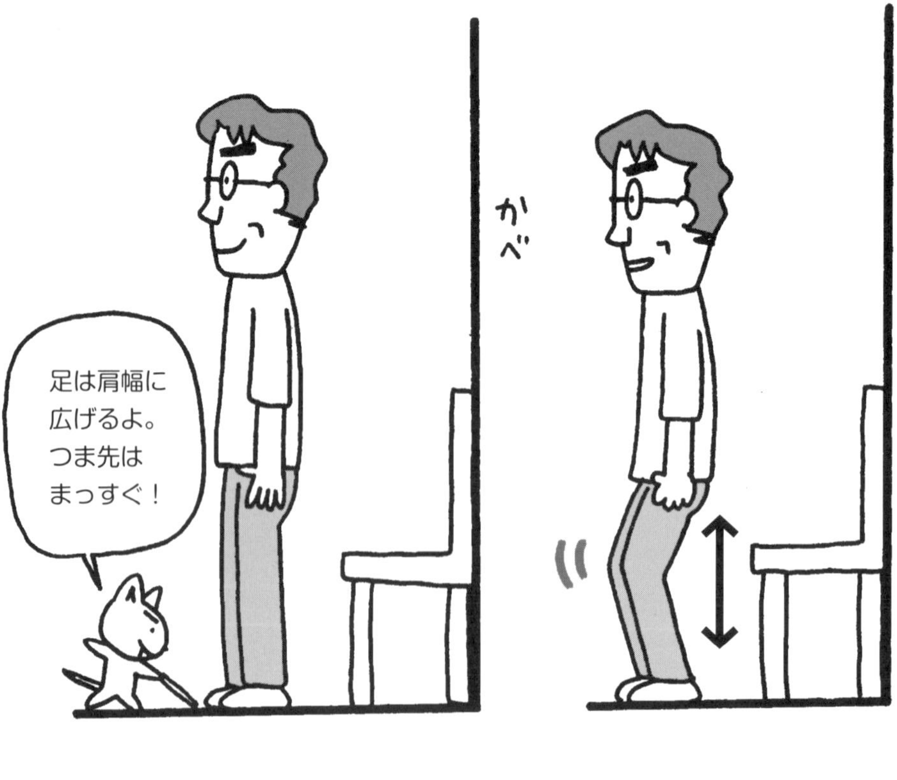

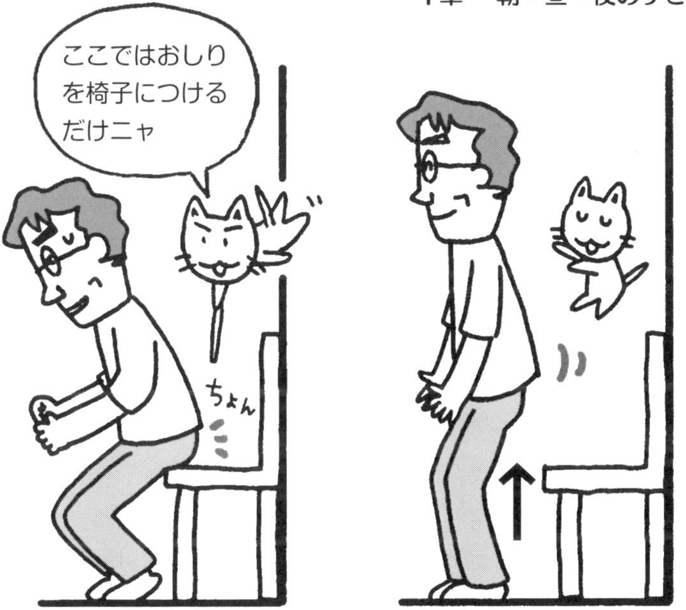
ここではおしりを椅子につけるだけニャ
ちょん

② ゆっくり足と腰を曲げていき、椅子の座面におしりをつけ、すぐに立ち上がるのをくり返す。

★どっしり座らず、おしりをそっと椅子につけるだけ。

③ おしりを椅子から少し浮かせたところでキープ。8までかぞえよう。

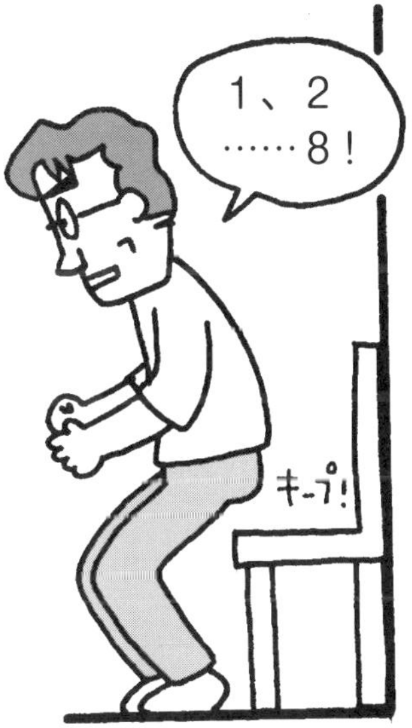
1、2
……8！
キープ！

POINT

・回数を多くするより、ゆっくりおこなうほうが効果的です。
・動作がきつい場合は、テーブルを前に置き、両手をついておこなってもOKです。

⑪ お風呂の中でストレッチ

湯船で体が温まったら、ゆったりとストレッチを。背中も腰もゆっくり曲げてのばして、リラックスしましょう。

動き方

① 湯船の中で、ひざを軽く曲げて座る。

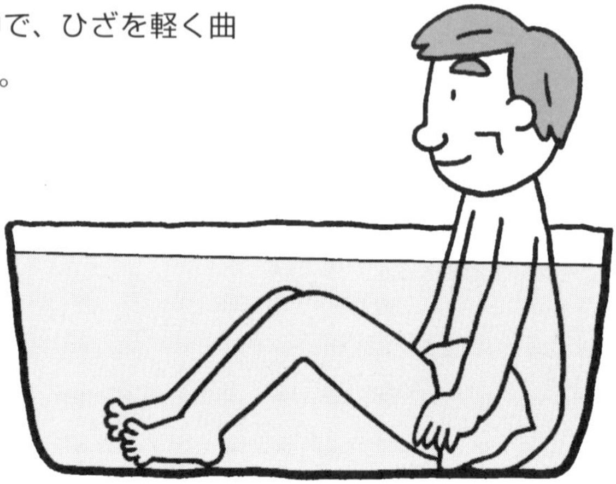

② 片方の手で浴槽のふちをつかみ、もう一方の手で同じ側のひざをかかえる。

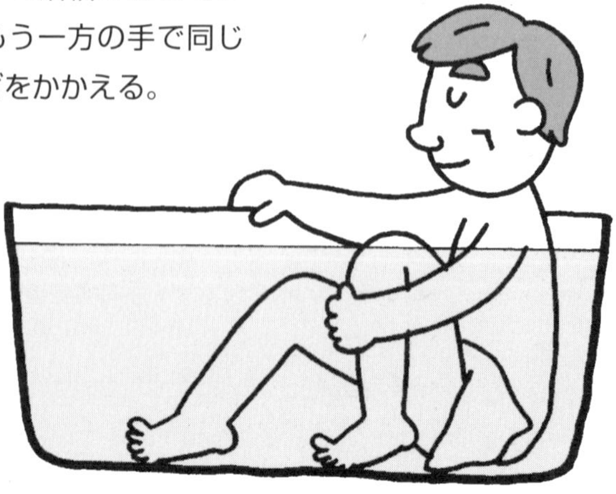

③ 胸をひざに近づけるように、背中と腰を前にゆっくり曲げる。

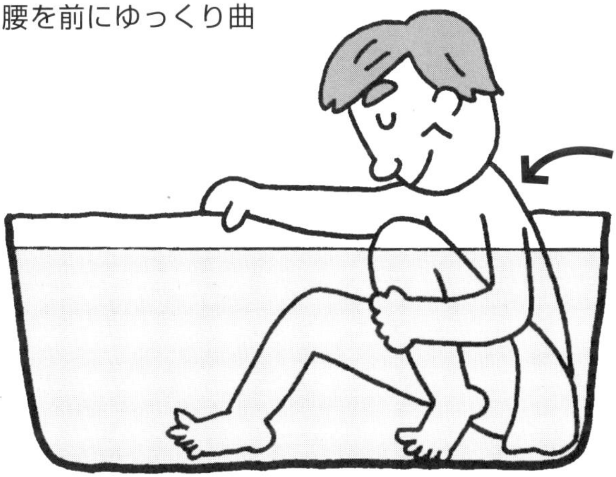

④ 手をはなしてひざをゆるめながら、背中と腰をのばしていく。

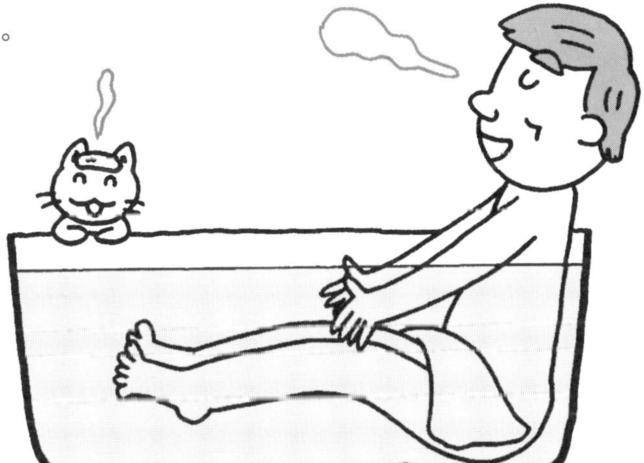

★曲げるひざをかえて②〜④を同様におこなう。

POINT

・長湯にならないように気をつけましょう。

⑫ あぐらをかいてストレッチ

床の上であぐらをかいて、上体をいろいろな方向に曲げます。1日使った腰やもも、首をよくのばしましょう。

動き方

① 床にあぐらをかいて座る。あぐらが困難な場合は、ひざを片方だけ曲げて座ったり、椅子に座る。

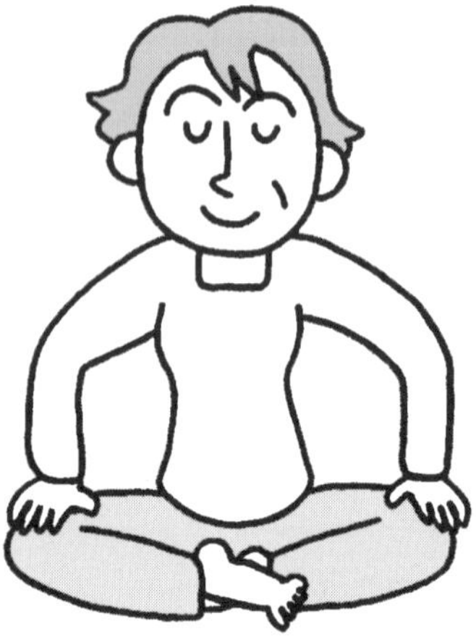

② 上半身の力を抜き、息を吐きながらゆっくりと前に体を曲げる。4つかぞえたら、ゆっくり元に戻る。

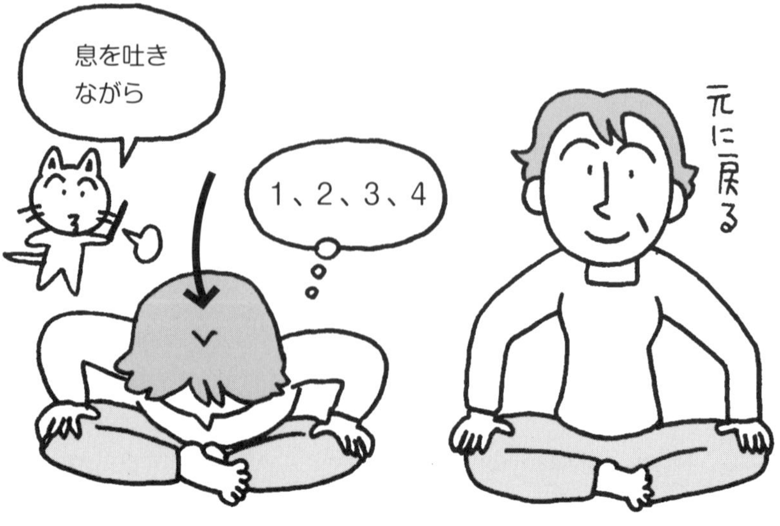

③ 次に右ひざのほうに、体をひねりながら曲げて、戻る。左ひざのほうへも同様におこなう。

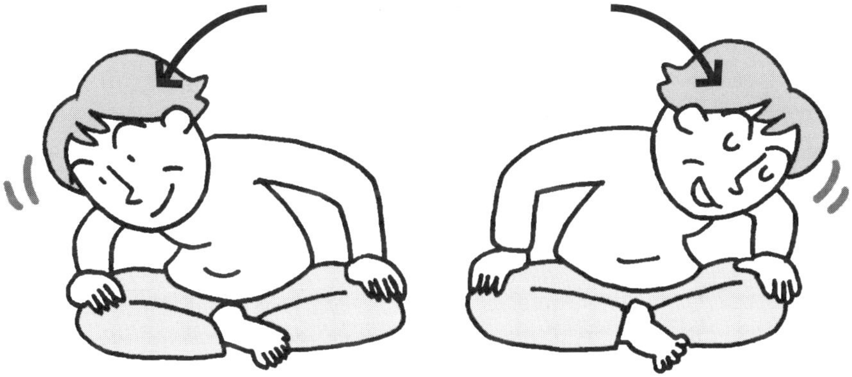

★片方の足だけ曲げて座っている場合は、曲げている足のほうへ体を曲げる。

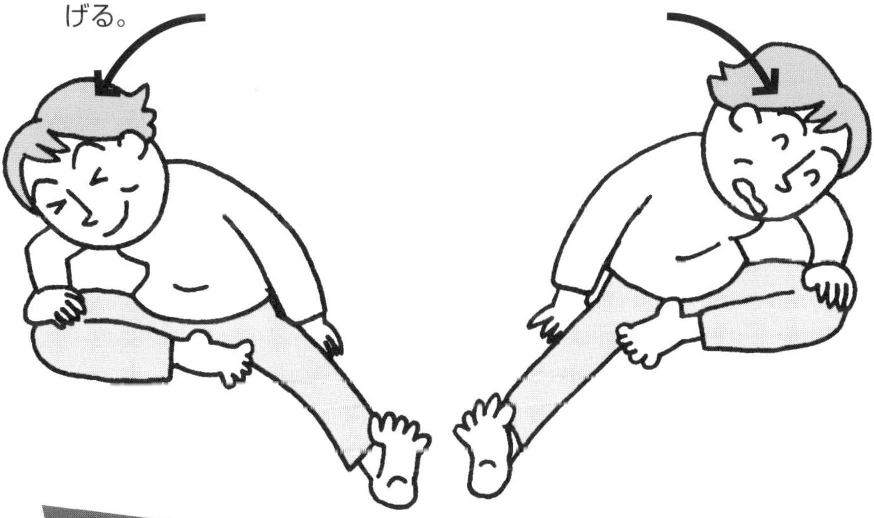

POINT

・ひじをゆるめると、上半身の力が抜けやすいです。
・左右のひざのほうに体を曲げるときは、曲げる方向に体をひねってからおこないましょう。

⑬布団の上で手振り足振り

足先や手先にたまっている老廃物を振り戻す体操です。足がつりやすい人やむくみやすい人に効果的です。

動き方

① 布団の上に寝て、手は体の側面に置いたままで、両足を上げる。

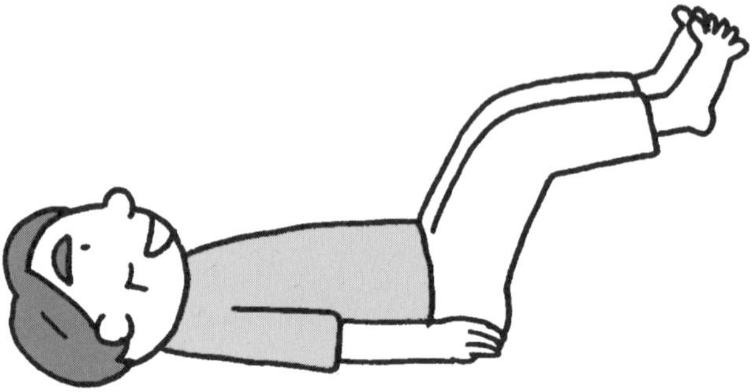

② 左右のひざを交互に曲げて、かかとでおしりをトントンたたく。

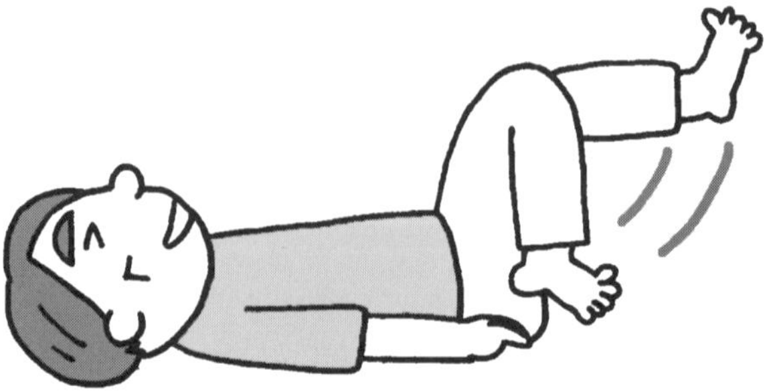

③ 両足を上げて、足首の力を抜き、ひざ下を前後にブルブル振る。

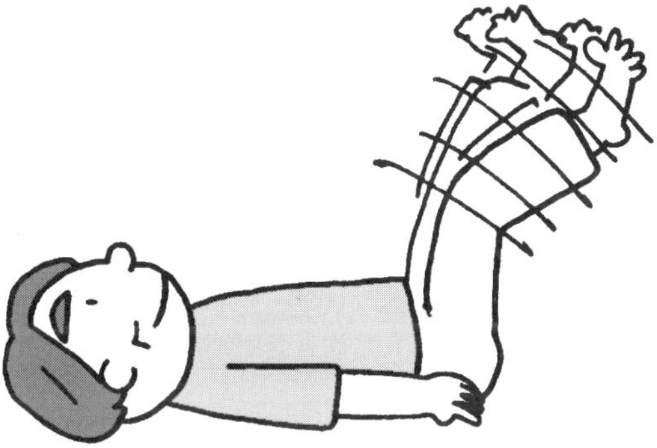

④ 両手も上げて、両足と一緒に、力を抜いてブルブル振る。

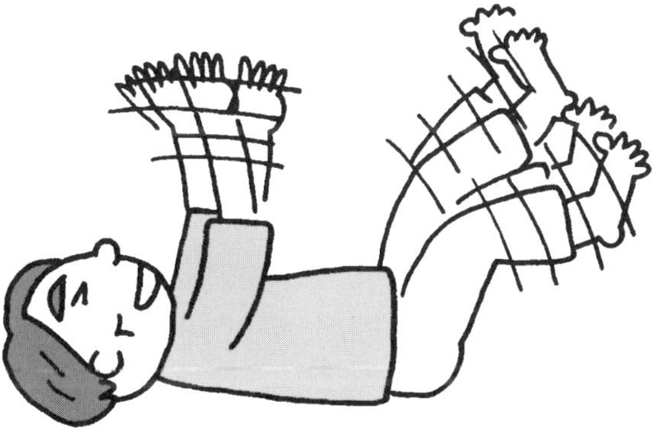

POINT

・両足を上げるのがつらい場合は、
片足ずつおこないましょう。

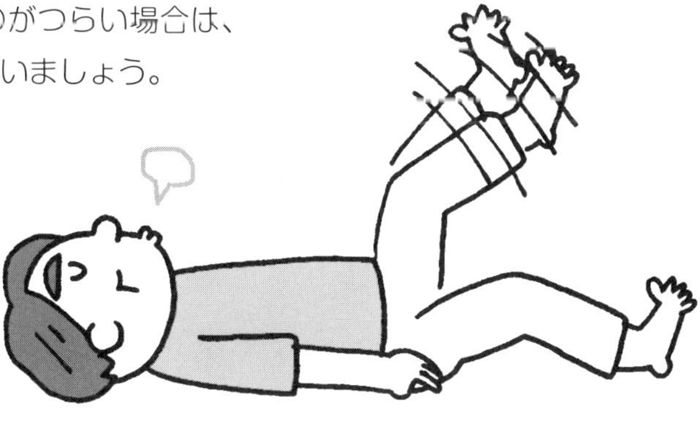

⑭布団の上で腰ひねり

腰、首をゆっくりひねる体操です。腰や首の疲れをしっかりとってから就寝しましょう。

動き方

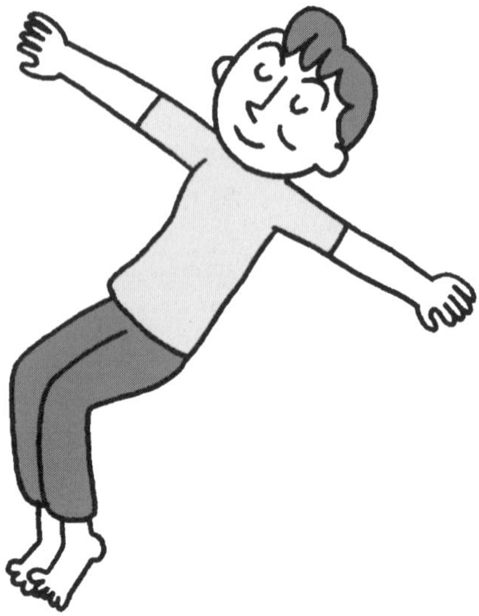

① 布団に横になり、手を広げて、手のひらを下にする。両ひざは軽く曲げて立てる。

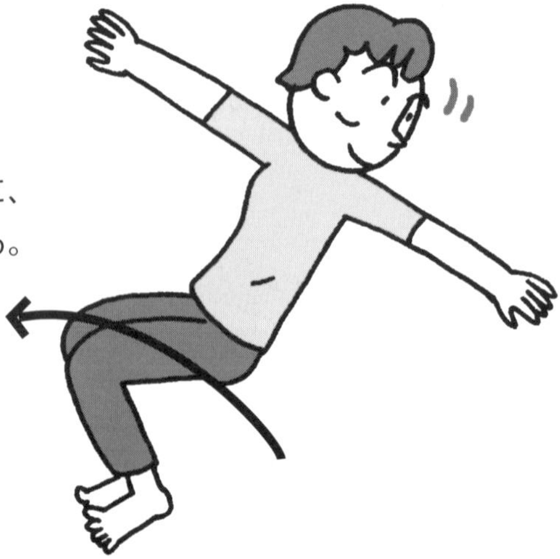

② 両ひざをつけたまま一緒に、右へ倒す。顔は左へ向ける。

★反対側も同様におこなう。

③ 両ひざをかかえ、そのままの姿勢で腰をのばす。

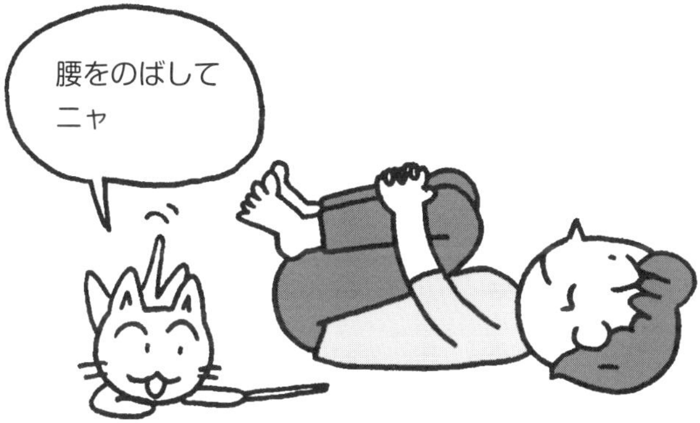

④ 最後にダラリと手足をのばしてリラックス。

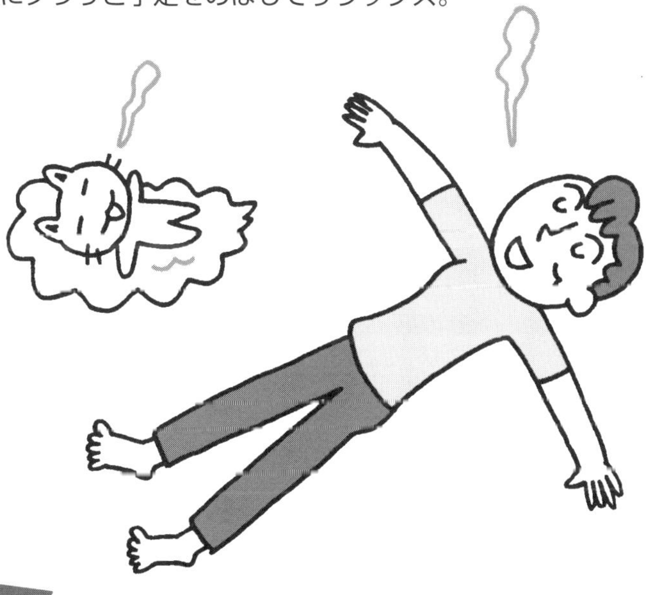

POINT

・顔は、倒したひざと反対方向へ向けることを、間違えないようにおこないましょう。

⑮ 布団の上でもものばし

自分の体重を１日支えた、ももやひざをしっかりのばしましょう。

動き方

① 布団の上でうつぶせになり、顔を横に向ける。

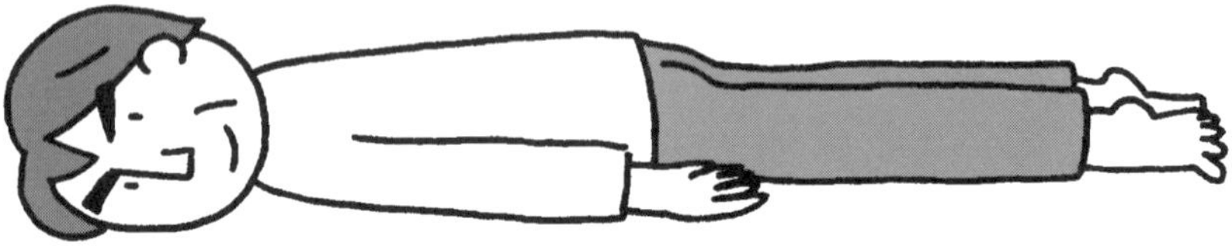

② 足をひざから曲げて、バタバタと左右交互に動かす。

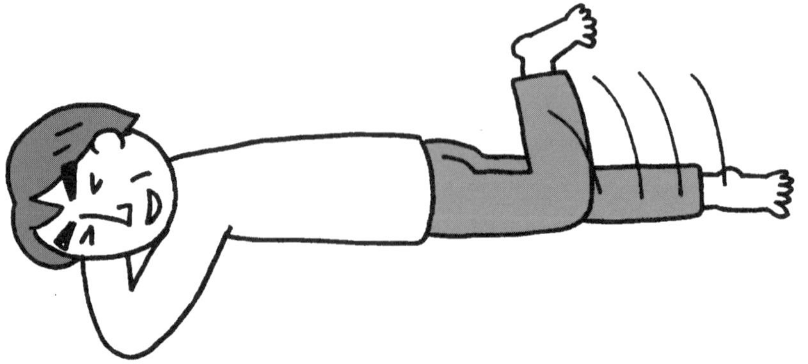

③ 片ひざを曲げ、同じほうの手で足首を持ち、息を吐きながら、ゆっくりと足首をおしりに近づける。

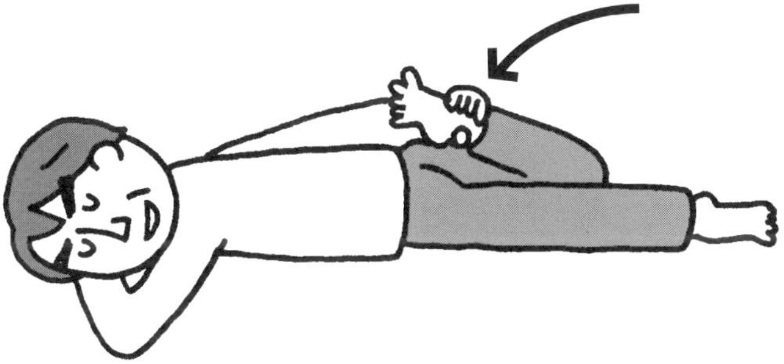

★反対側の足も同様におこなう。

POINT

・足首に手が届かない場合は、いったん上半身を起こして足を持ち、体を戻します。それでもつらいときは、誰かに片足ずつ押してもらうようにするとよいでしょう。

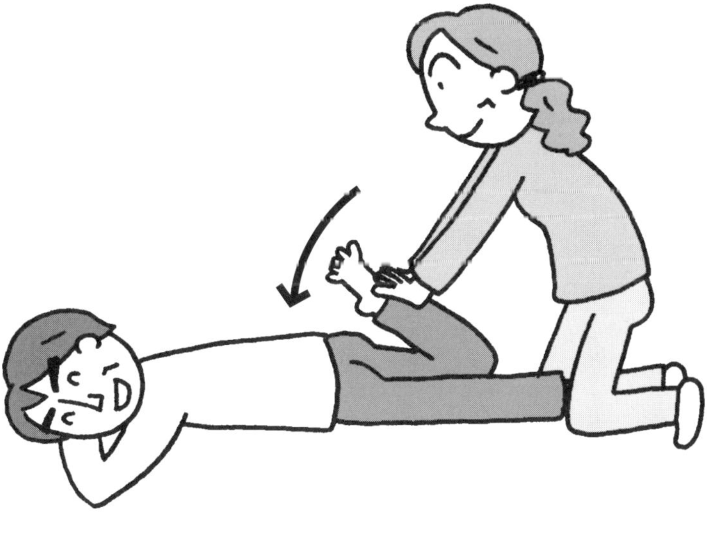

コラム

朝・昼・夜の体と体操

朝は

睡眠中、長時間同じ姿勢でいた体は、背中や腰が縮み、足首や股関節《こかんせつ》などの関節は動きにくくなっています。

機械に油をさすような、ゆっくりとした体操で、体を目覚めさせることが大切です。スムーズに動く体にし、１日をスタートさせましょう。

昼は

体力も充分あり、動きやすい体になっていますから、筋肉を強くするための体操に絶好の時間帯です。

２章の体操も取り入れながら、元気な体をつくりましょう。

夜は

１日中体重を支え、しっかり動いた体は、睡眠だけではなかなか疲れがとれません。

１日の終わりに、明日のために少しだけ体を動かしておくことが、元気回復の鍵。

筋肉や関節をゆっくり、しっかりのばしてから、就寝しましょう。

2 章

体の部位別すき間体操

動かしっぱなしの手や肩、体を支える腰や足、
重い頭を支える首、目や口、脳……。
いたわるのを忘れているところはありませんか？
テレビのＣＭの間、病院の待ち時間、家事の合間などの、
ちょっとした「すき間時間」に少しずつ、
いろいろなところを動かしましょう。

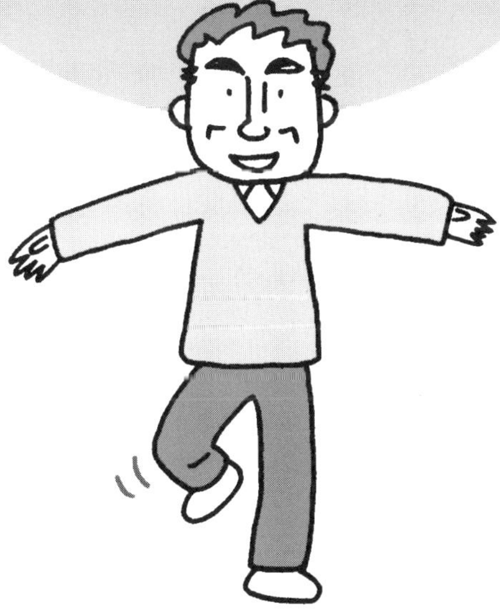

⑯手首のばし

普段使いっぱなしの手首は、加齢とともにかたくなり、動かしにくくなってきます。時間があるときに、いつもは動かさない方向にもよくのばして、手首をやわらかくしておきましょう。

動き方

① 一方の手をもう一方の手の甲にあて、押す。

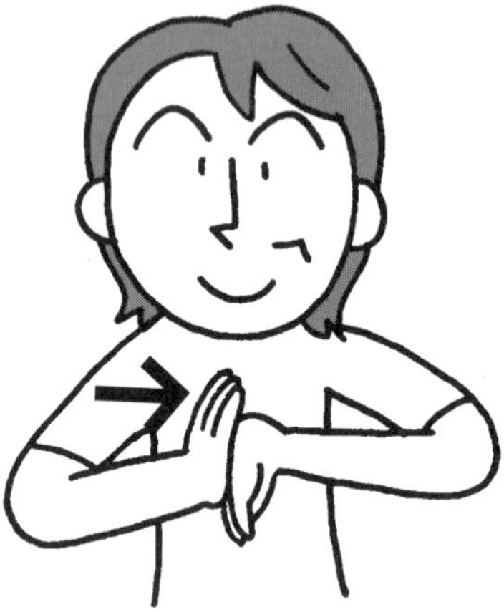

② 一方の手をもう一方の手の手のひらにあて、押す。

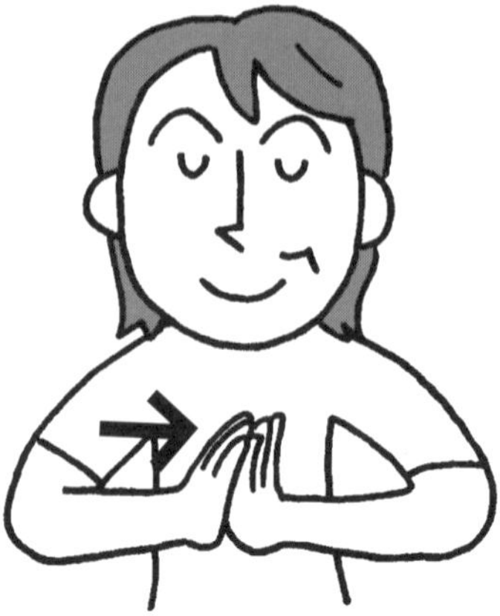

★手をかえて①②を同様におこなう。

③ 床に座り、両手の甲がひざにあたるようにしながら、指先を床につけ、息を吐きながら手首を向こう側に倒していく。

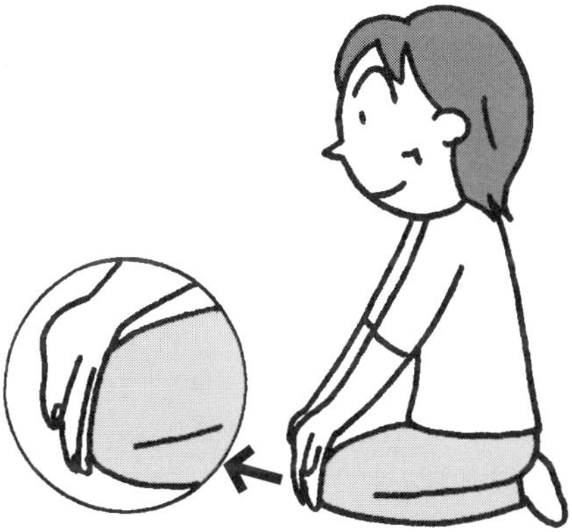

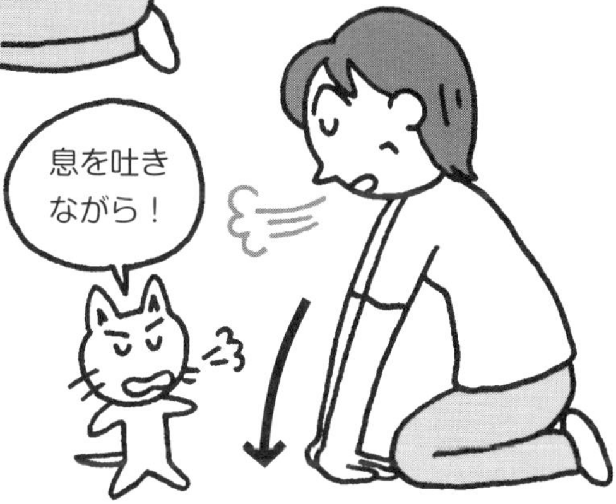

POINT

・肩に力が入らないように、息を吐きながらおこないましょう。
・どの体操も、手首の曲げすぎ、反《そ》らしすぎに注意し、気持ちがよいと思うところで止めましょう。
・③ができない人は、両手を体の横に置いてやってみましょう。

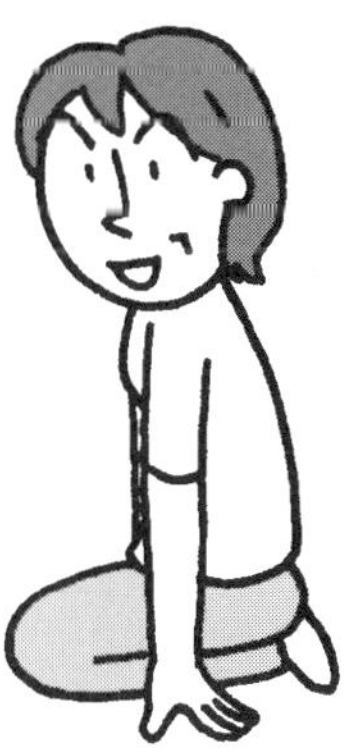

⑰ 手首の内回し

手首を回してほぐす体操です。手首をやわらかくしておくと、使いやすい手になります。

動き方

① 両手を組んで、左右に倒し、手首をゆるめる。

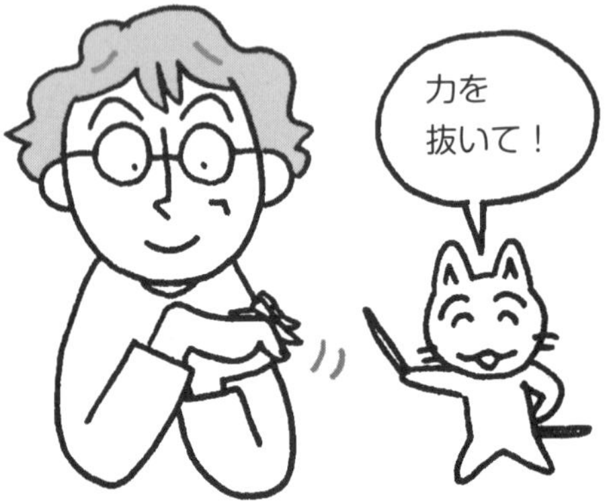

② 腕を軽くのばして両手を組む。手のひらを顔に近づけながら、ゆっくり下に向け、向こう側に返して、腕をのばす。

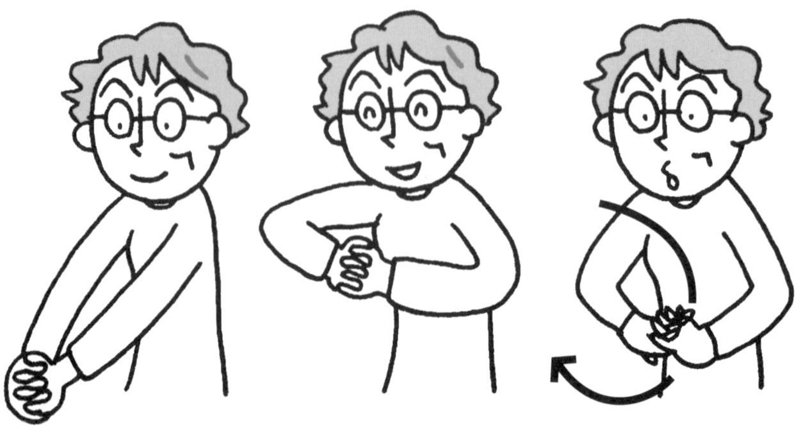

③ ②を元に戻すように、手の甲を顔に近づけながら、ゆっくり上に向けていく。そのまま手首を返すようにして、手のひらを上にしながら、腕をのばす。

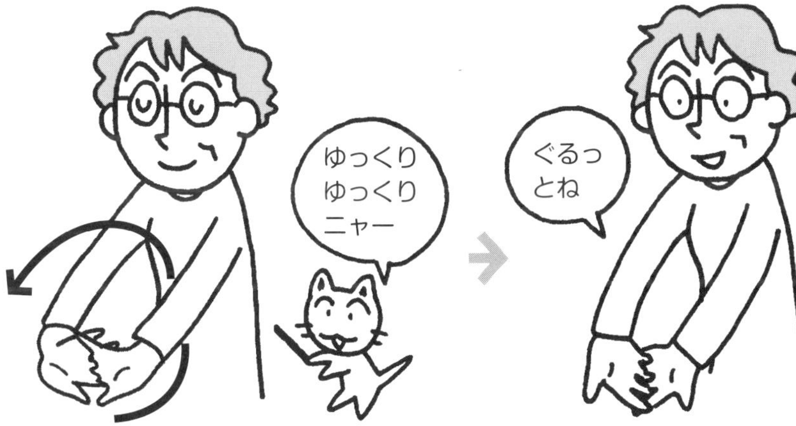
ゆっくり
ゆっくり
ニャー
ぐるっ
とね

POINT

・反動をつけないようにし、動作をゆっくりとおこないましょう。
・できない人は、ひじを曲げて胸の前で手を組み、ひっくり返したり戻したりしてみましょう。

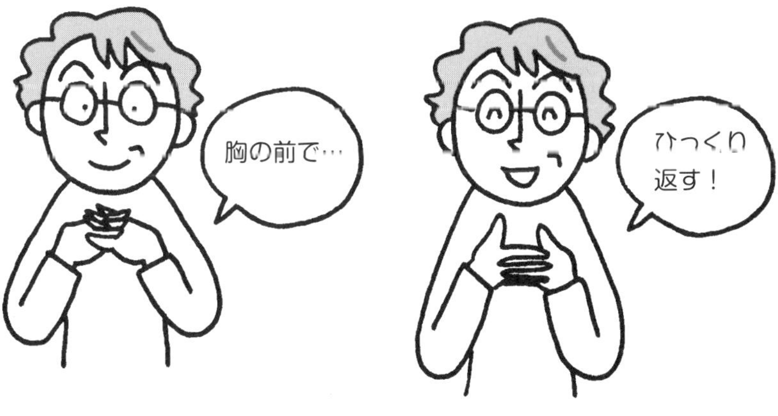
胸の前で…
ひっくり
返す！

⑱壁で腕立て

腕に力のない人でも簡単にできる腕立てです。毎日少しずつ無理のないように続け、まずは腕の筋力を保っていきましょう。

動き方

●指先が上になるようにして手を壁につけ、両手がのびる位置に立つ。わきをしめるように、ひじを下方向に曲げていく（ひじが横に張らないように）。壁に体重をかけて、ゆっくり元の位置に戻る。

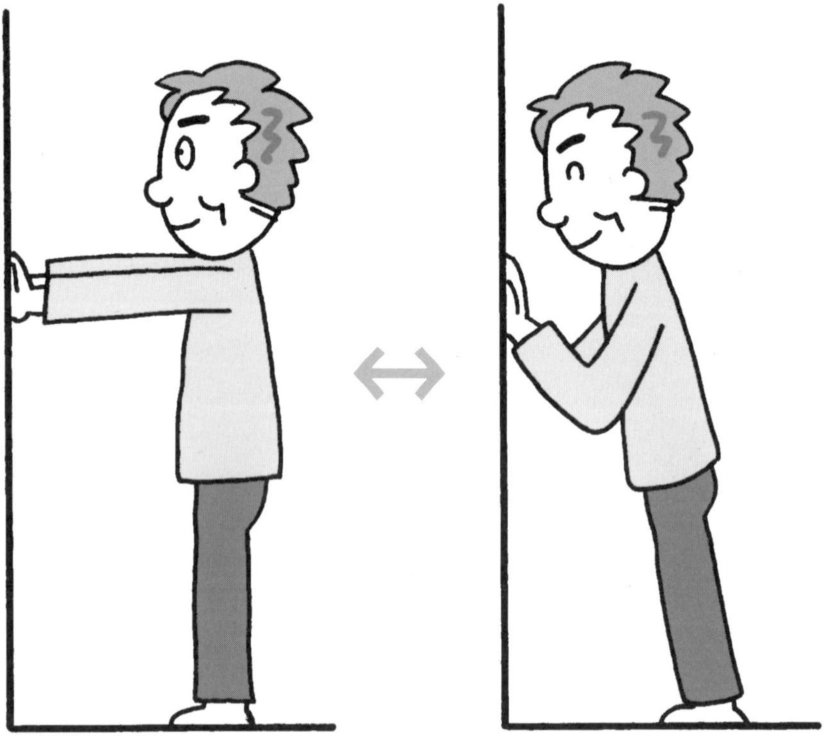

●今度は、手を八の字にして壁につけ、ひじを横方向に曲げて（ひじが横に張るように）、ゆっくり戻る。

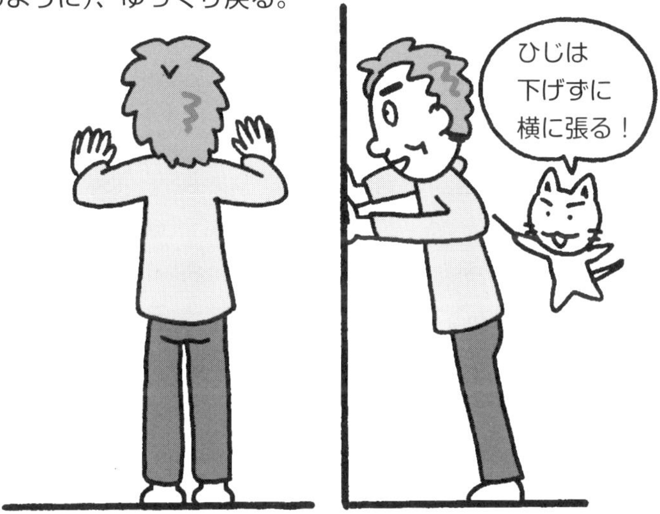
ひじは
下げずに
横に張る！

POINT

・腕やお腹にしっかり力を入れておこないましょう。
・背中が反《そ》ったり、おしりが出たりしないよう、体を一直線に保ちましょう。

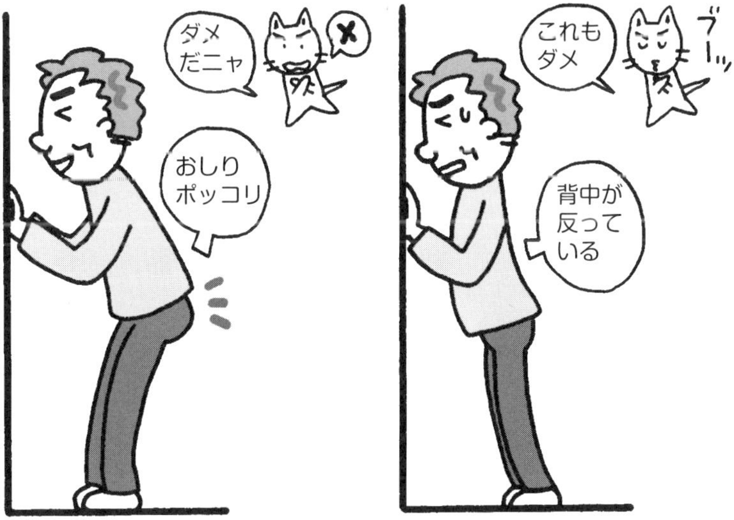
ダメ
だニャ
おしり
ポッコリ
これも
ダメ
ブーッ
背中が
反って
いる

⑲ ぐーんと背のび

足や足首、ももやおしりなど、下半身全体の力とバランスが必要な体操です。くり返しおこない、足の筋肉とバランスを維持していきましょう。

動き方

① 片手はのばして壁につけ、もう一方の手ものばして横に広げる。左右のつま先をまっすぐ前に向け、足を前後に少しはなして立つ。

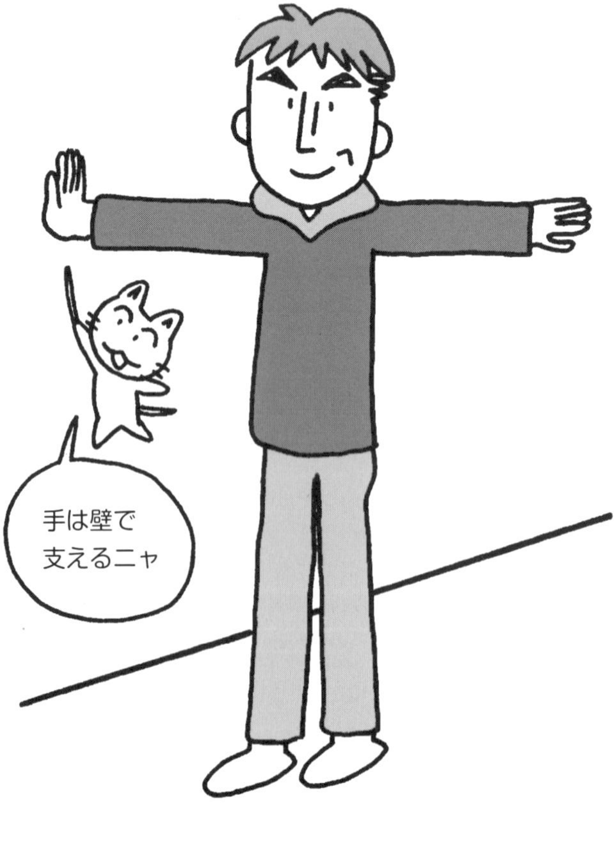

② ひざを少し曲げてから、ゆっくりのばしていき、かかとを上げて背のびをし、壁についていないほうの手も上げる。ゆっくり元に戻る。

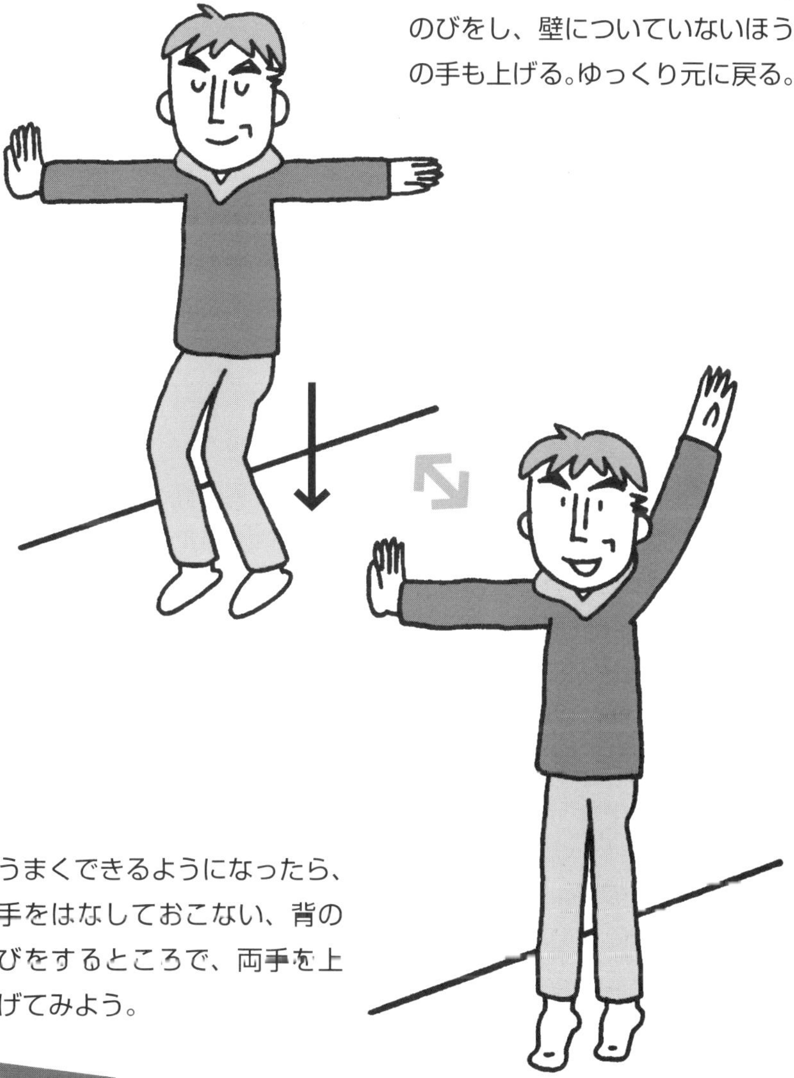

★うまくできるようになったら、手をはなしておこない、背のびをするところで、両手を上げてみよう。

POINT

・ももの内側やおしりにも力を入れ、体全体で背のびをするようにすると、うまくバランスがとれます。

⑳片足立ち

片足ずつ足を鍛《きた》える体操です。散歩のときなどにも、ちょこちょこおこなってみてください。

動き方

① 左足を少し上げて右足１本で立ち、右足のひざをのばして４つ、曲げて４つかぞえるのを何度かくり返す。

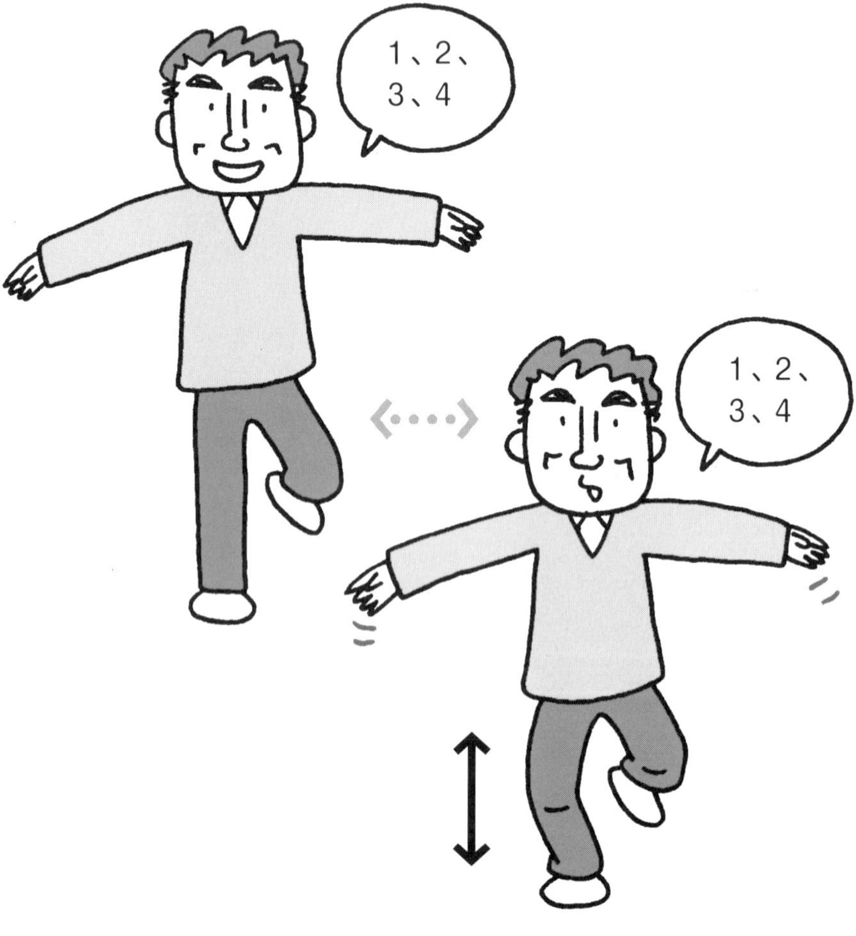

② 左足を床につけ、今度は右足を上げて左足で立つ。

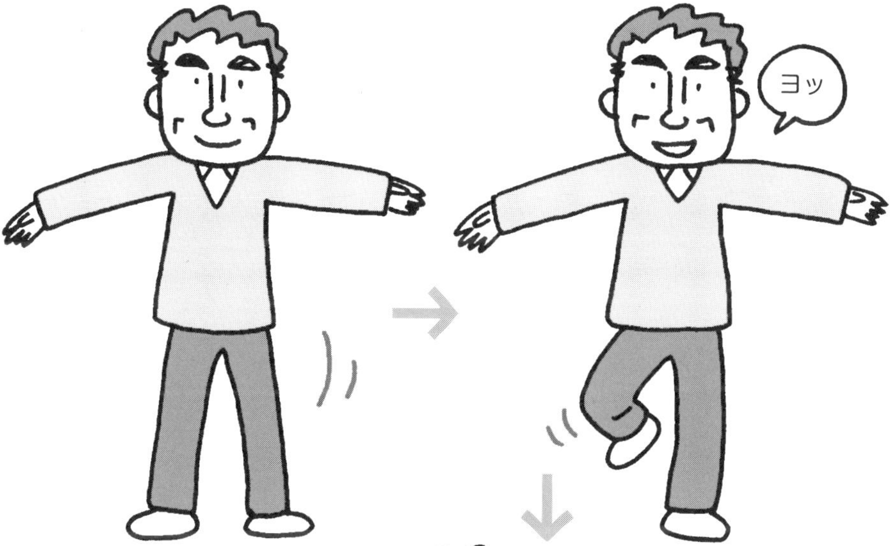
ヨッ

③ 左足のひざを曲げたりのばしたりして、また右足に踏みかえる。

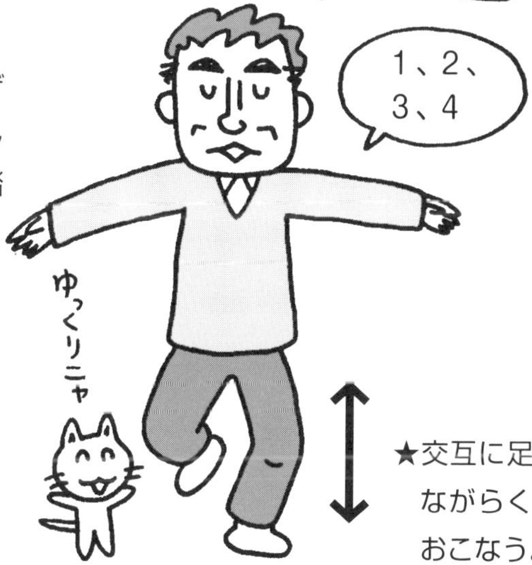
1、2、3、4
ゆっくりニャ

★交互に足をかえながらくり返しおこなう。

POINT

・上げる足は、そんなに高くする必要はありませんが、ももを上げるようにすると、筋力アップには効果的です。
・不安定になるようなら、どこかにつかまっておこないましょう。

㉑ しこ踏み

相撲でおなじみの「しこ踏み」は、股関節《こかんせつ》や内ももの筋肉の柔軟性を保つのに有効な体操です。下半身の筋肉も鍛《きた》えられ、腰痛防止にもつながります。

動き方

① 両足を左右に大きく広げ、つま先を外側に向けて立つ。ひざをつま先の方向に深く曲げて、両手をのせ、3つかぞえる。

1、2、3
かぞえてそのままキープ！
体重をのせる

② 両手をひざにのせたまま、ひざを少しゆるめて、3つかぞえる。

★①②を何度かくり返す。

1、2、3
ひざの曲げのばしをくり返すニャ

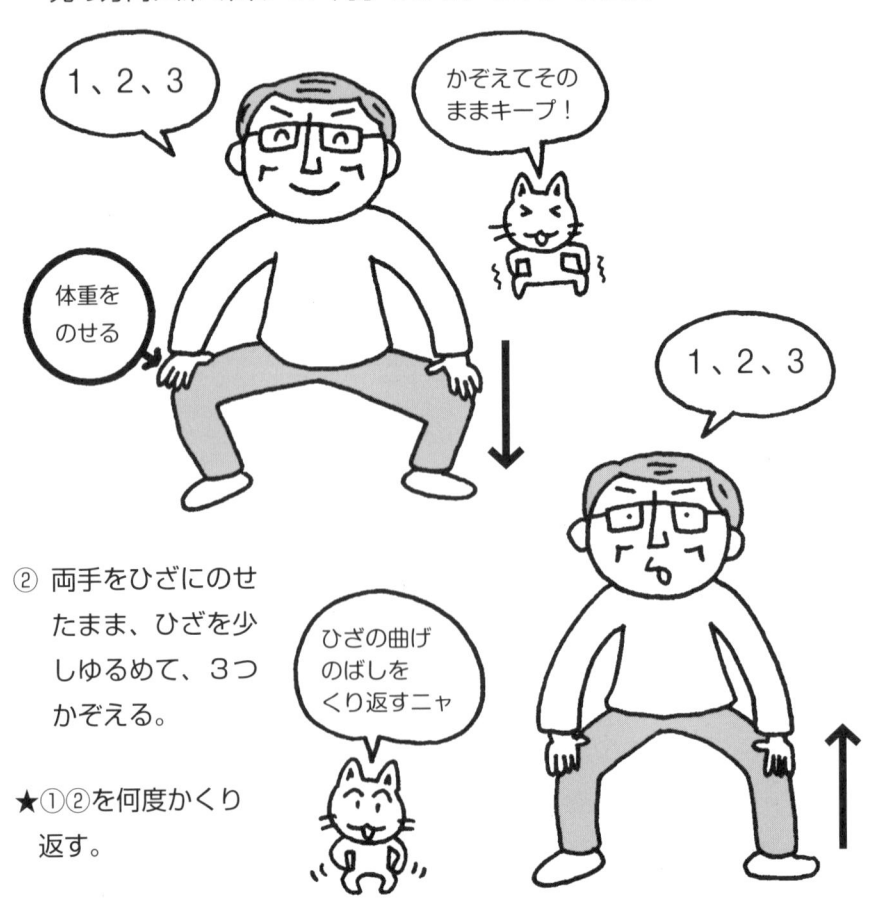

③ 一方の足に体重をのせ、もう一方の足をゆっくり上げて、しこを踏む。

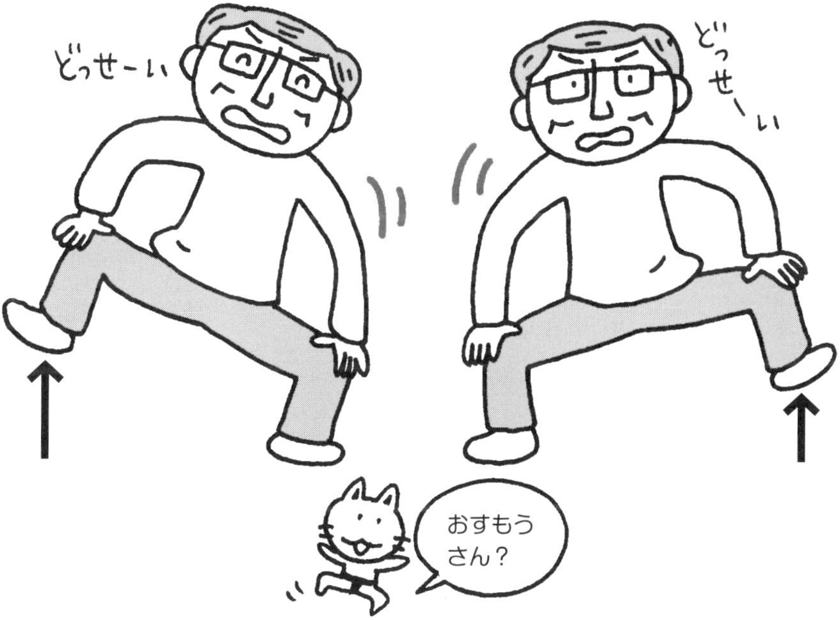
どっせーい
どっせーい
おすもうさん？

★交互に足をかえながらくり返す。

POINT

・ひざを曲げるときはおしりが後ろに出ないよう、両足の真ん中にまっすぐ落ちるようにします。
・しこを踏むときに上げる足は、無理のない範囲で、少しずつ高くしてみましょう。

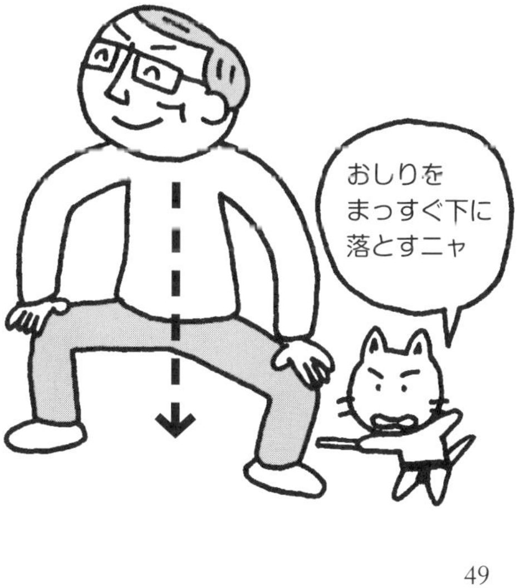
おしりをまっすぐ下に落とすニャ

㉒座ってひざ倒し

普段、前に曲げてばかりのひざを、横に倒す体操です。ひざまわりをよくのばし、けがをしにくいひざにしていきましょう。

動き方

① 両ひざをそろえて立てて座り、両手は体のやや後ろにつく。

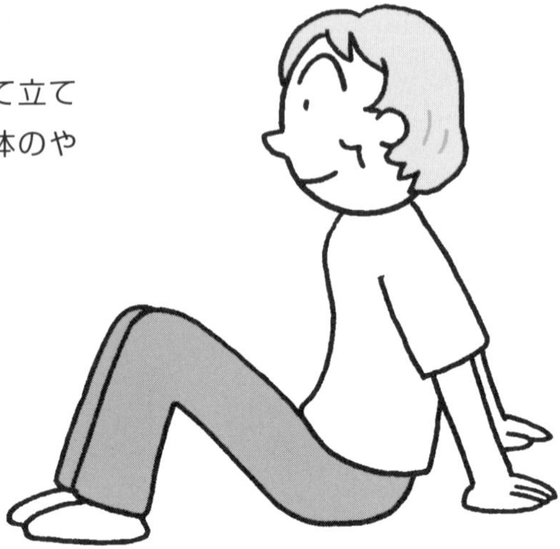

② 両ひざをつけたままゆっくり左右に倒す。

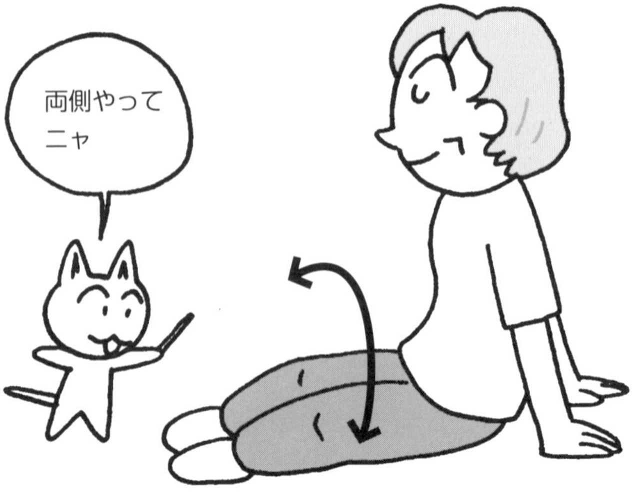

③ 片ひざを外側に倒して足のつけ根の力を抜き、3つかぞえる。次に内側に倒して、3つかぞえる。これを左右の足それぞれおこなう。

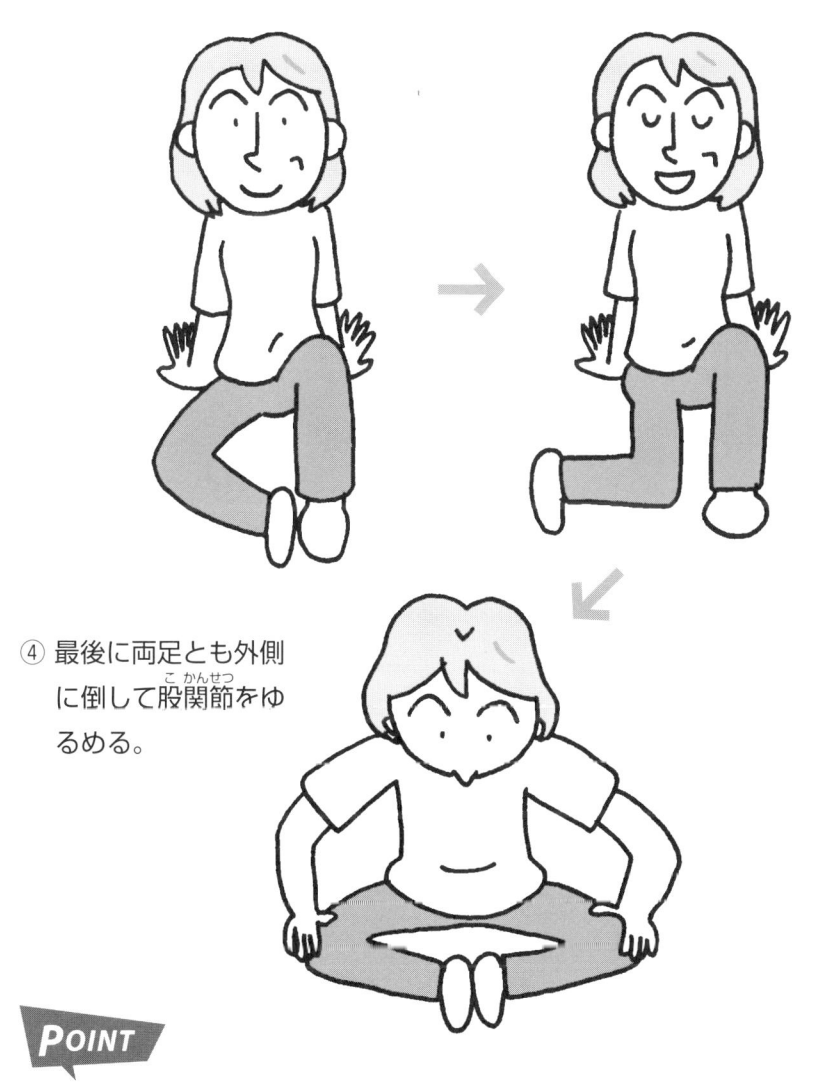

④ 最後に両足とも外側に倒して股関節《こかんせつ》をゆるめる。

POINT

・ひざだけを倒し、腰は上がらないようにしましょう。
・力で無理に倒そうとせず、自分の足の重みでひざのまわりがのびるように、力を抜いておこないましょう。

㉓ 足の上げ下げ

ももの筋肉は、重い体重を支えるひざを守ります。ももの筋肉を鍛《きた》えて、痛めやすいひざを守りましょう。

動き方

① 椅子に浅く座り、手は椅子のへりを持って体を支える。

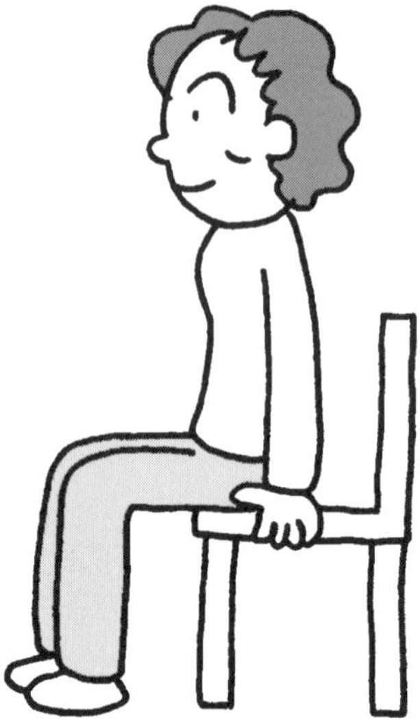

② 座ったまま、左右のかかとで交互に足踏みを４回し、続いて左右のつま先で交互に足踏みを４回する。

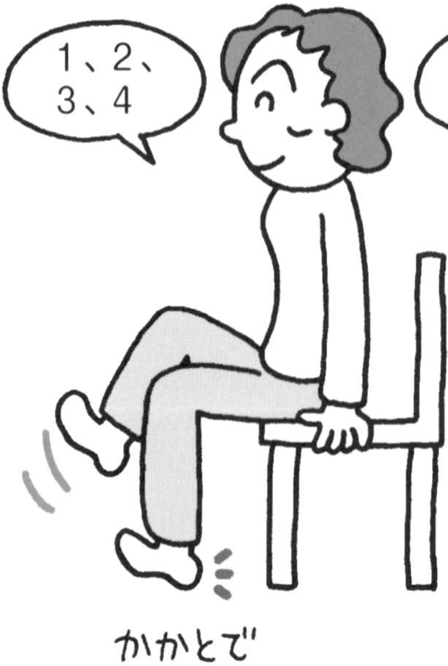
1、2、
3、4
かかとで

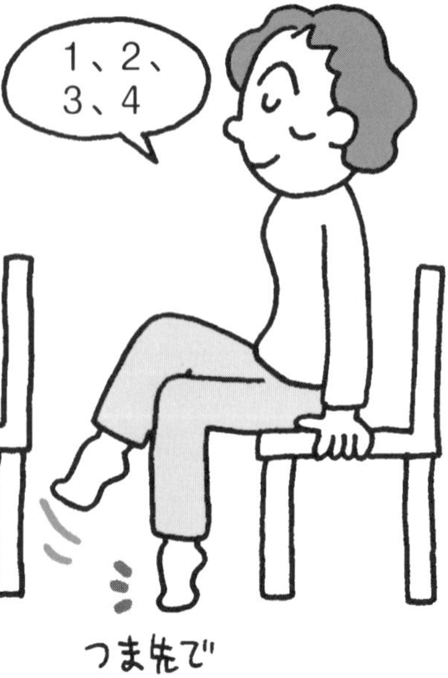
1、2、
3、4
つま先で

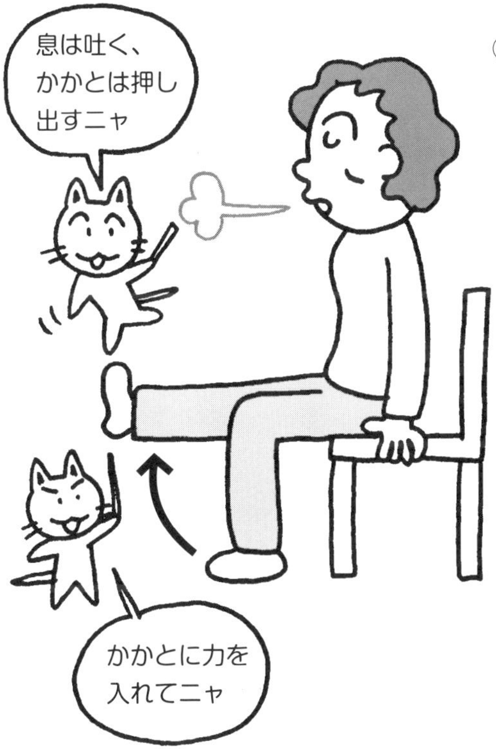
息は吐く、
かかとは押し
出すニャ
かかとに力を
入れてニャ

③ 息を吐きながら、片足をゆっくり椅子と同じ高さまで上げる（ひざをのばす）。このとき、足首を立て、かかとを向こう側に押し出すようにしながら上げる。

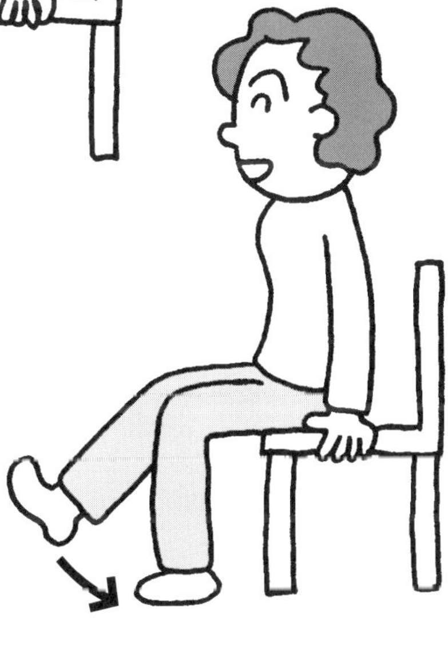

④ 息を吐きながら５つかぞえ、ゆっくり足を戻す。

★足をかえて③④を同様におこなう。

POINT

・足首を立て、かかとを向こう側に押し出すようにすることで、ももの筋肉にしっかり力が入ります。

㉔スリッパ飛ばし

「足の上げ下げ」（p.52-53）の応用です。スリッパ飛ばしを楽しみながら、ももとひざを鍛《きた》えましょう！

動き方

① スリッパを履いて椅子に座る。

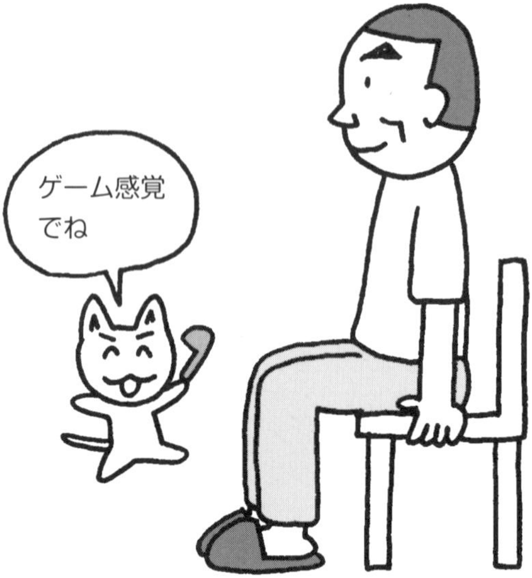
ゲーム感覚でね

② 片足ずつ交互に上げたり下げたりする（ひざがのびるまで上げる）。スリッパがぬげないようにつま先に意識を集中させておこなう。

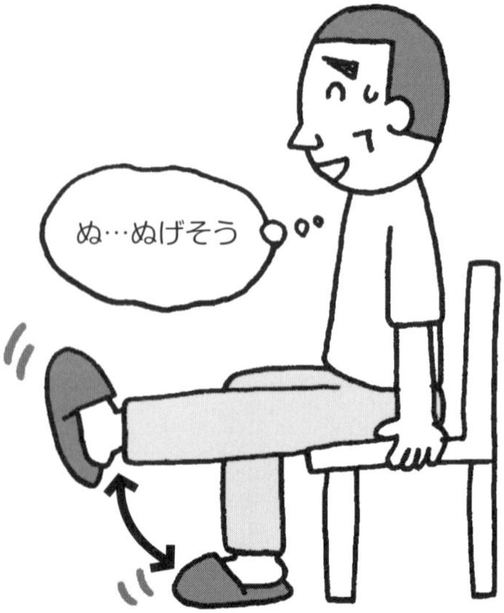
ぬ…ぬげそう

③ 片足を少し後ろに引いてから前に振り上げ、前方にスリッパを飛ばす。

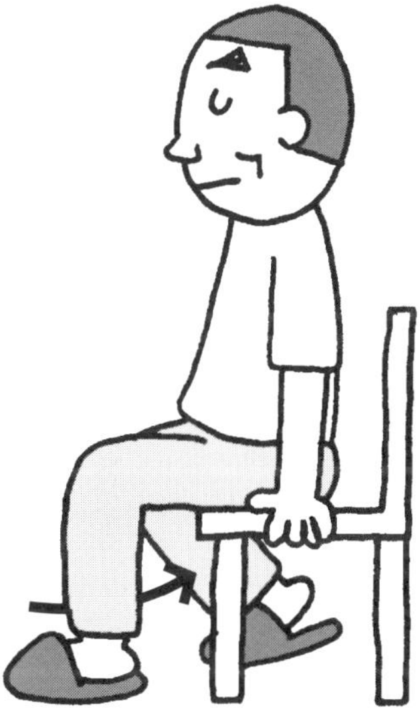

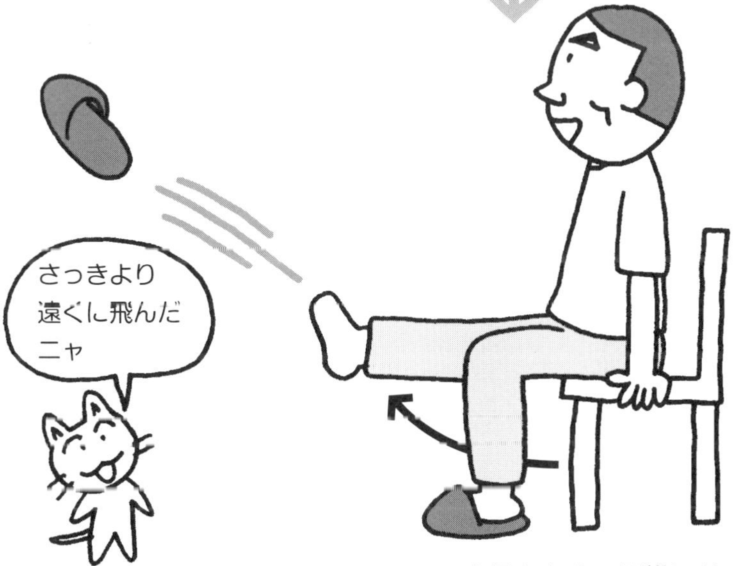
さっきより
遠くに飛んだ
ニャ

★足をかえて同様におこなう。

POINT

・足を振り上げるときにひざの力を抜くと、スリッパを飛ばしやすくなります。

㉕ 足首回し

足首がかたくなると、転びやすくなります。足首を回してほぐし、かたくなるのを防ぎましょう。

動き方

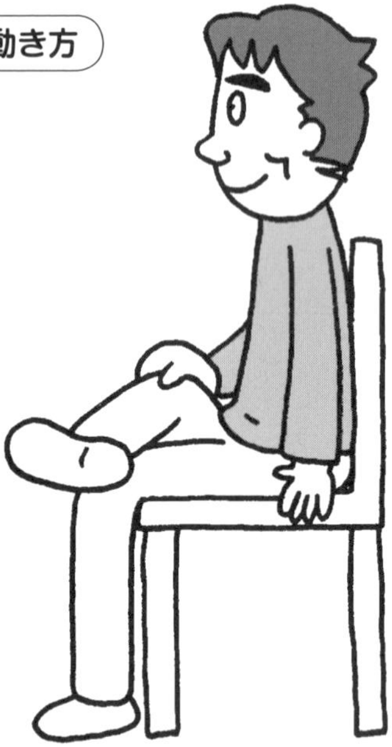

① 椅子に座り、片足をもう一方の足のひざにのせる（床に座り、壁に寄りかかっておこなってもよい）。

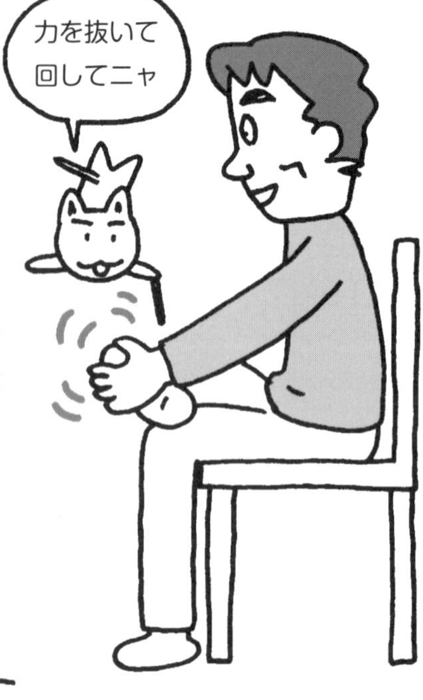

② のせた足のつま先を反対の手で握り、足首からグルグル大きく回す。反対にも回す。

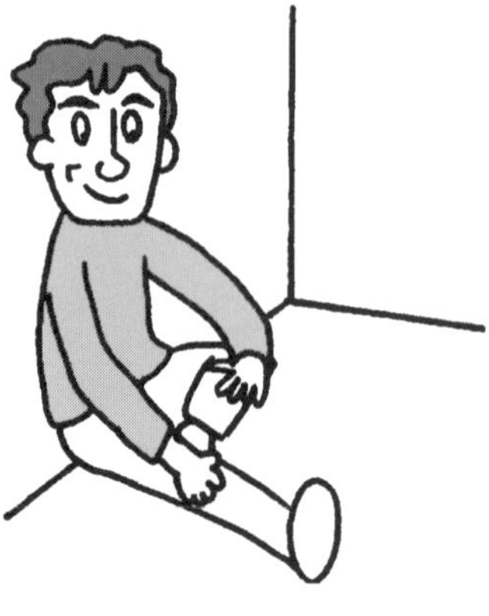

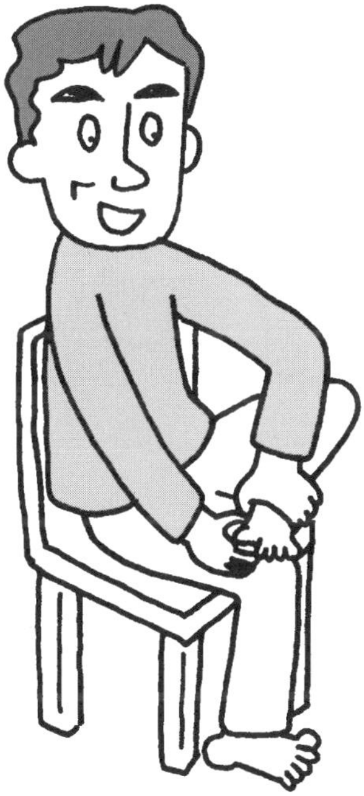

③ 指を１本ずつ回す。反対にも回す。

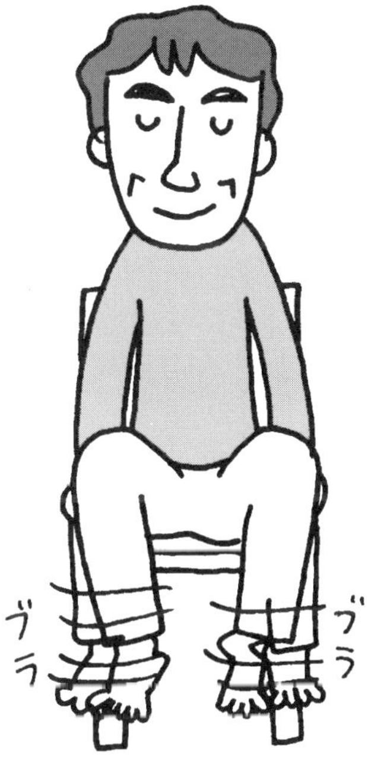

④ 足を下ろして、両方の足首をゆるめるようにブラブラさせる。

★足をかえて①～④を同様におこなう。

POINT

・回す足首の力を抜きましょう。

・指を回すときも、指の力を抜き、ゆっくり回します。

26 足首体操

足首やつま先をのばしたり縮めたりする体操です。足首がかたくならないよう、椅子に座るときなどに、意識してちょこちょこ動かすことを心がけましょう。

動き方１

① 椅子に座り、手で椅子のへりを持って体を支える。両足を前方にのばし、足のかかとをつける。

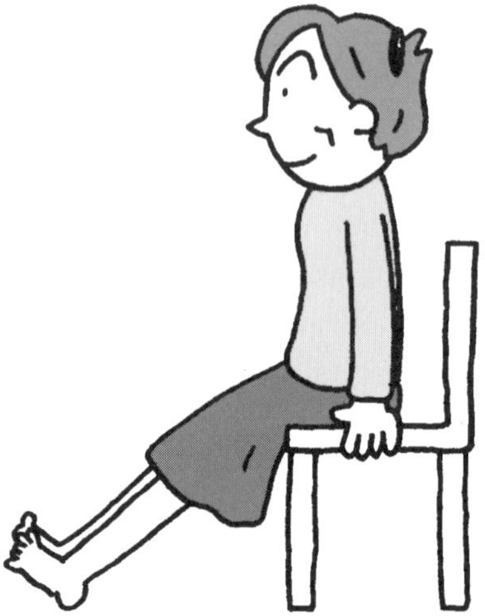

② つま先を自分のほうに向けるイメージで、両足首を曲げて３つかぞえる。つま先は力を入れて、反《そ》るようにする。

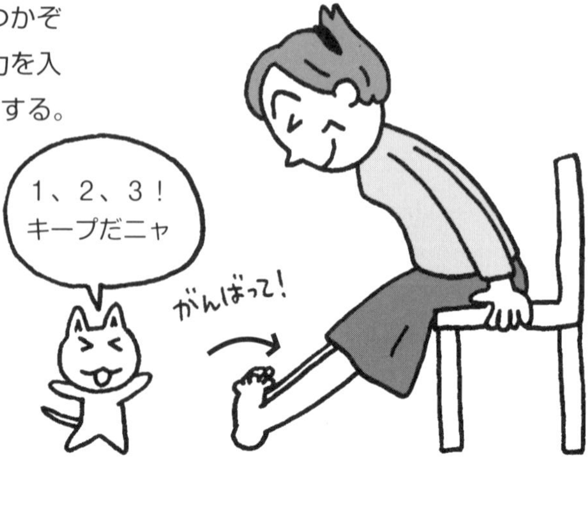
1、2、3！
キープだニャ
がんばって！

③ つま先を元に戻していきながら、
つま先と足首をしっかりのばす。

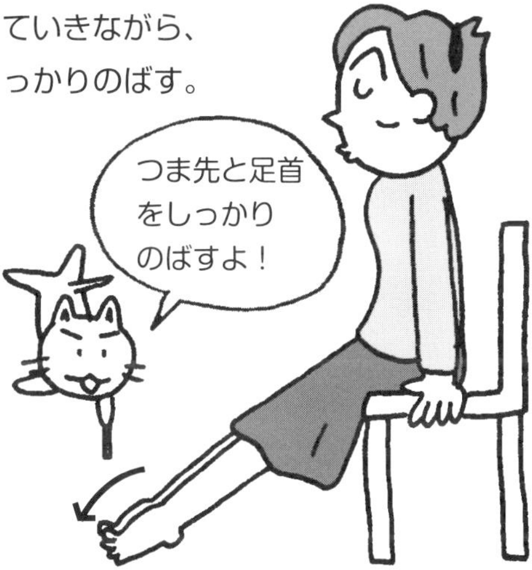

★②③をくり返しおこなう。

動き方2

●足を開いてかかとを床につける、足を閉じて
つま先を床につける、をくり返す。

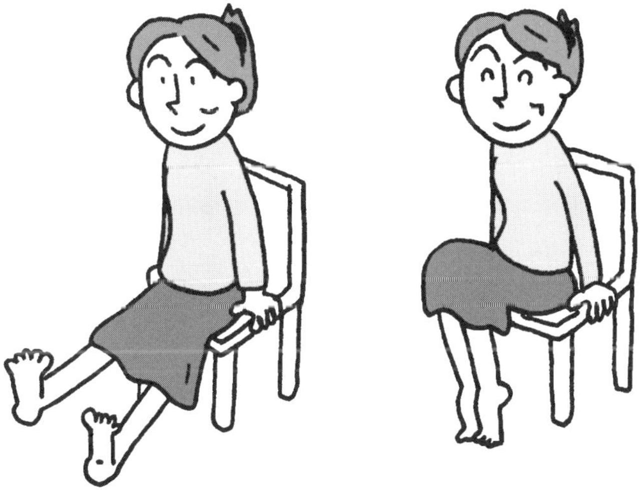

POINT

・足の指をできるだけ開いておこないましょう。

27 土踏まず体操

加齢とともに、土踏まずの筋肉もだんだん弱くなり、足裏のアーチがなくなっていきます。土踏まずと足首をたっぷり使って、力強くバランスのよい足を維持しましょう。

動き方

●椅子に座り、足の下にペットボトルや小さなビンを置き、足の裏でコロコロ転がす。

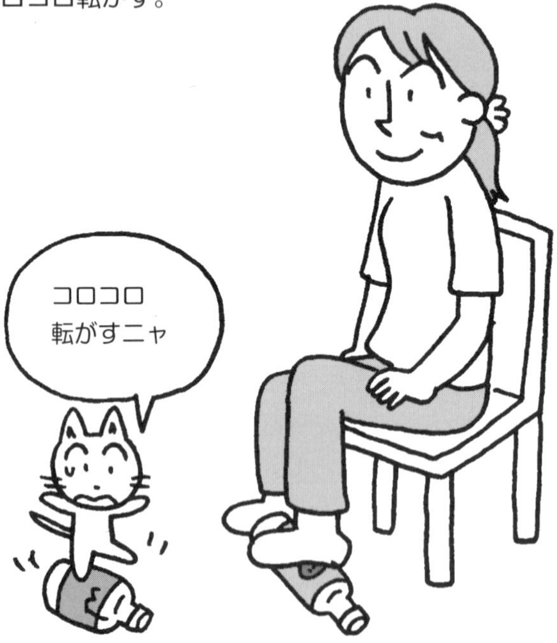

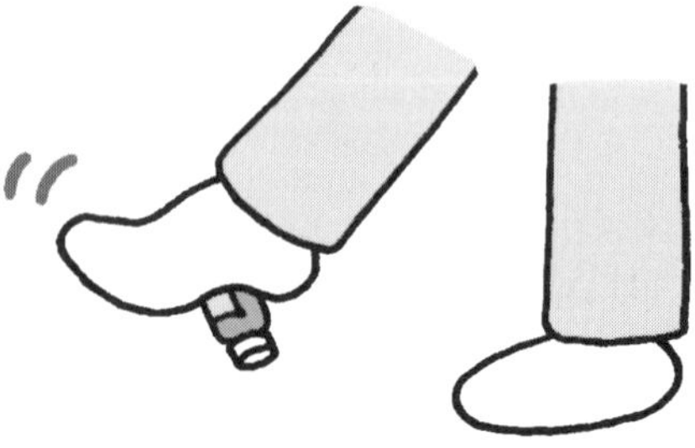

●足の下にくつ下やタオルを置き、足の指でつかんで持ち上げる。

くつ下や
ハンドタオル
でやってみて
うまいニャ
えへ♡

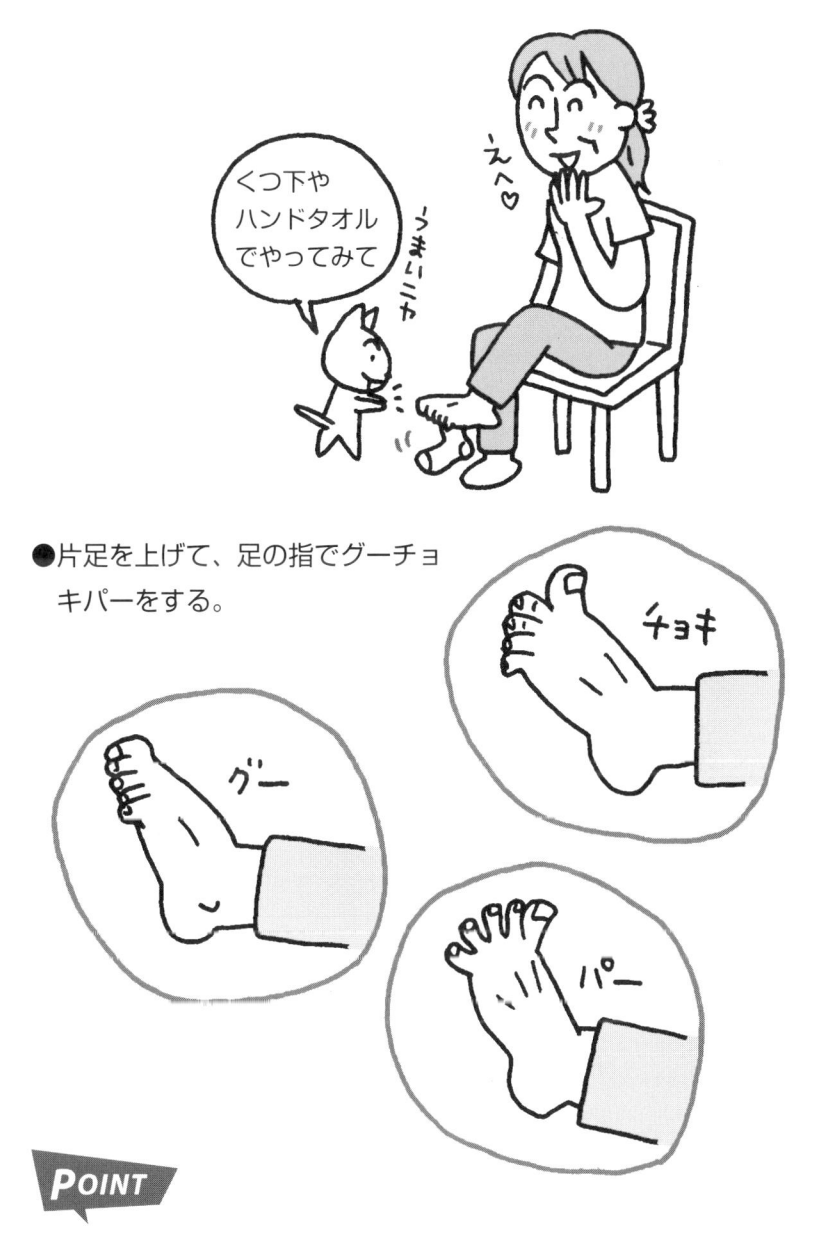

●片足を上げて、足の指でグーチョキパーをする。

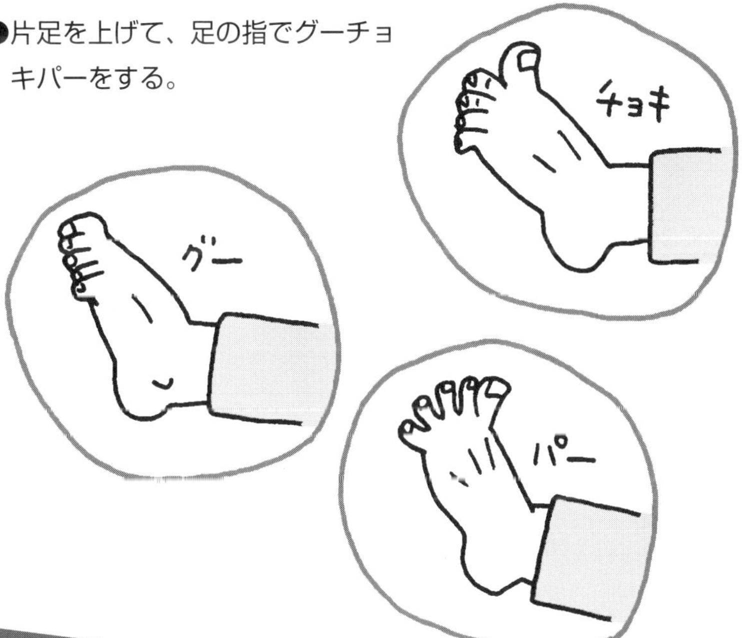
チョキ
グー
パー

POINT

・足の指の曲げのばしをしっかりおこなうことを意識しましょう。

㉘ 首のばし その1

首は、いつも重い頭を支えています。力を抜いてよくのばしてあげましょう。

動き方

●首を横に倒し、倒したほうの手を側頭部に置いて、やさしく押し、3つかぞえる。元に戻し、反対側も同様におこなう。

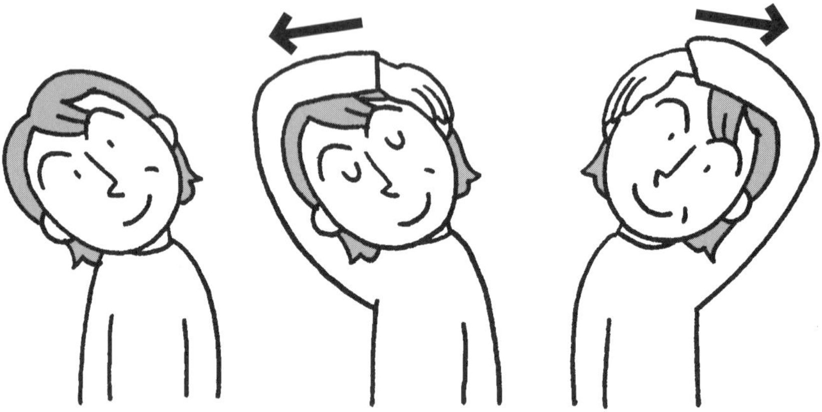

●首を前に倒し、両手を組んで後頭部にのせて重しにし、3つかぞえる。

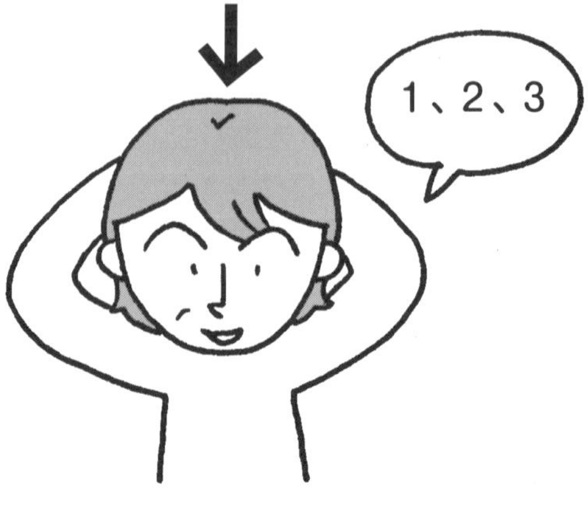

●首をななめ前に倒し、手でやさしくおさえ、３つかぞえる。
元に戻し、反対側も同様におこなう。

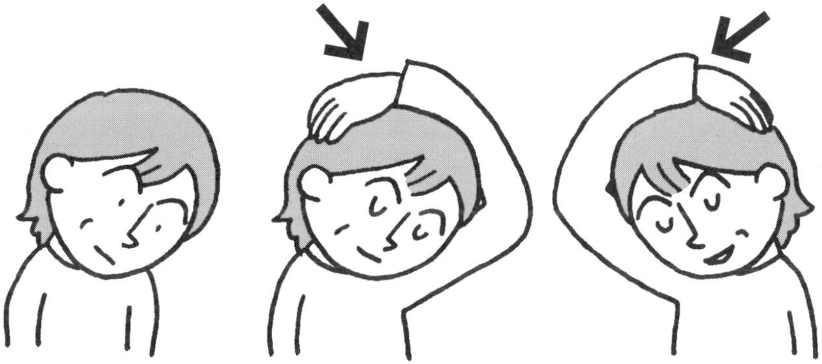

●首をゆっくり大きく回す。反対にも回す。

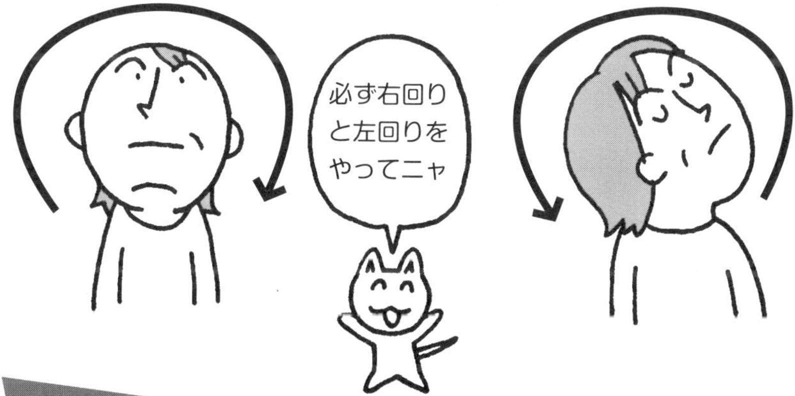
必ず右回り
と左回りを
やってニャ

POINT

・横に倒すときは、肩が上がったり下がったりしないように意識しましょう。
・前に倒すときは、背中が丸くならないように意識しましょう。
・ななめ前に倒すときは、肩甲骨《けんこうこつ》まで引っぱられるのを感じましょう。
・回すときは、あごを上げて回すことを意識し、無理に首を後ろに反《そ》らさないようにしましょう。

㉙ 首のばし その2

首をゆっくりのばして、首まわりをほぐします。テレビのCM中など、ちょっとした時間を使って、くり返しおこないましょう。

動き方

① 両手を交差させて肩に置く。

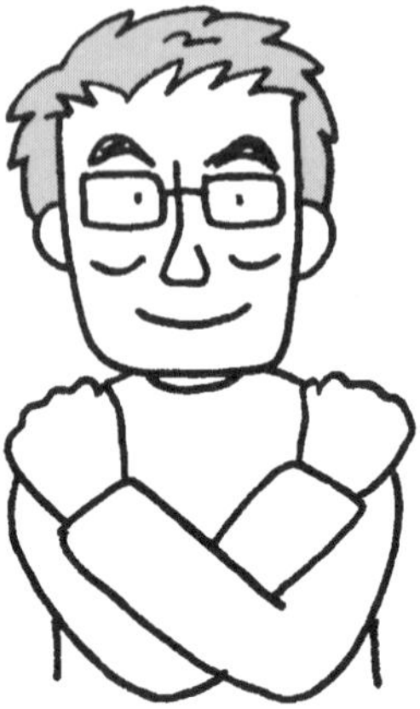

② そのまま水平に、首を右へひねり、5つかぞえる。続いて左にひねり5つかぞえる。

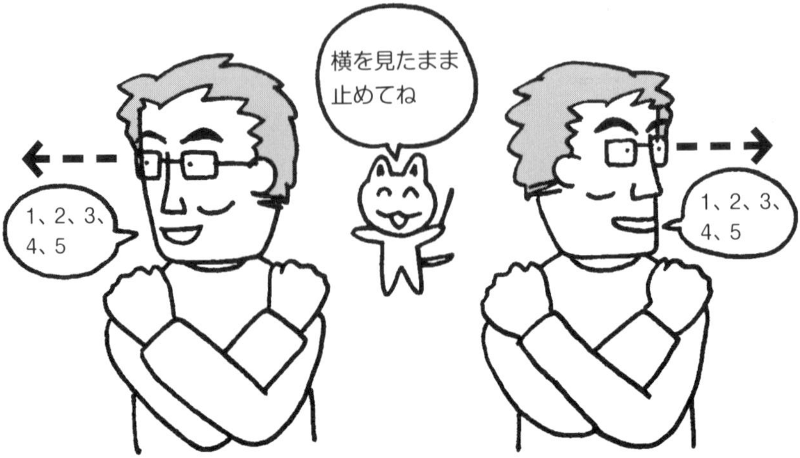
1、2、3、
4、5
横を見たまま
止めてね
1、2、3、
4、5

③ 今度は首を右へ左へ、１、２のリズムで交互にゆっくり動かす。

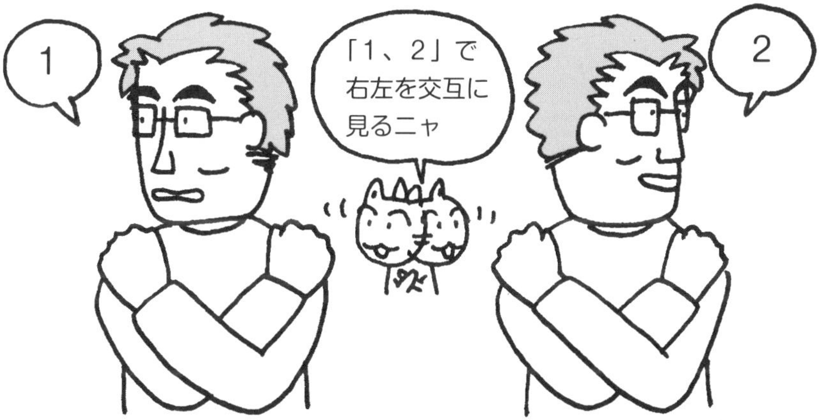
1
「1、2」で
右左を交互に
見るニャ
2

④ 最後に、腰から上半身全体を右へ左へ、１、２のリズムで交互にゆっくり動かす。顔は後方を見るようにする。

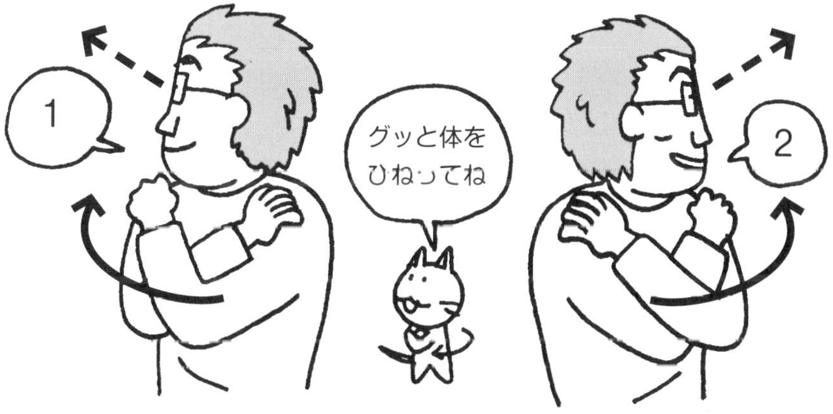
1
グッと体を
ひねってね
2

POINT

・肩が動いてしまうと、首のストレッチになりませんので、体はまっすぐ前に向けておこないましょう。

30 首のトレーニング

首の筋力もだんだん弱くなります。頭痛や肩こりの予防のためにも、力をしっかり入れて鍛《きた》えましょう。

動き方

●片方の手で耳をおおい、頭と手で押し合う。反対側も同様におこなう。

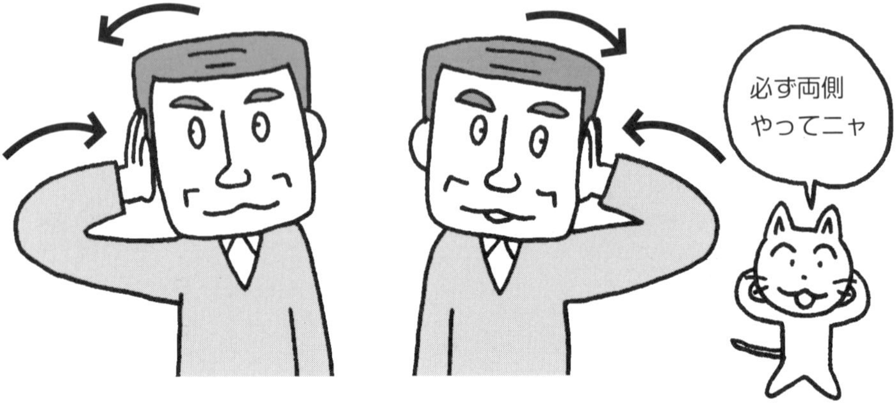

●テーブルなどに片方のひじをつき、頭を手にまかせるようにのせる。もう一方の手は側頭部にのせ、矢印の方向に力を加えて首の横をのばす。反対側も同様におこなう。

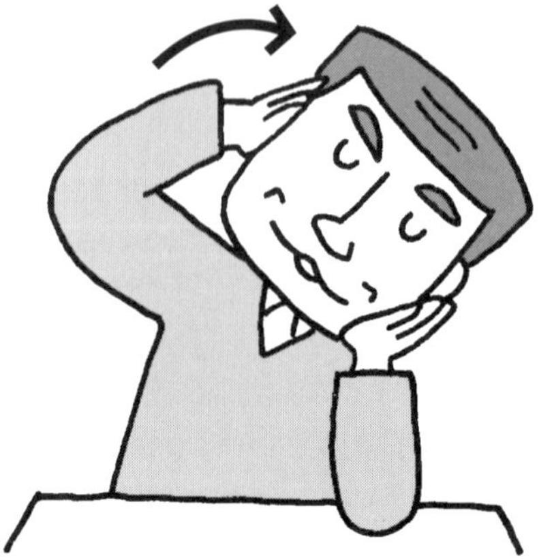

●両手を後頭部で組み、前方向にやさしく力を入れる。頭は後ろ方向へ力を入れて、押し合う。

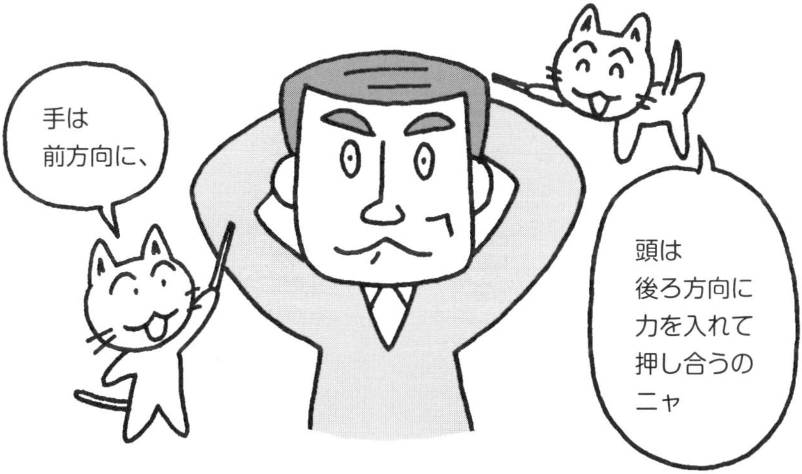
手は
前方向に、
頭は
後ろ方向に
力を入れて
押し合うの
ニャ

POINT

・力を入れた後は首をゆっくり回し、力を抜いてほぐしましょう。

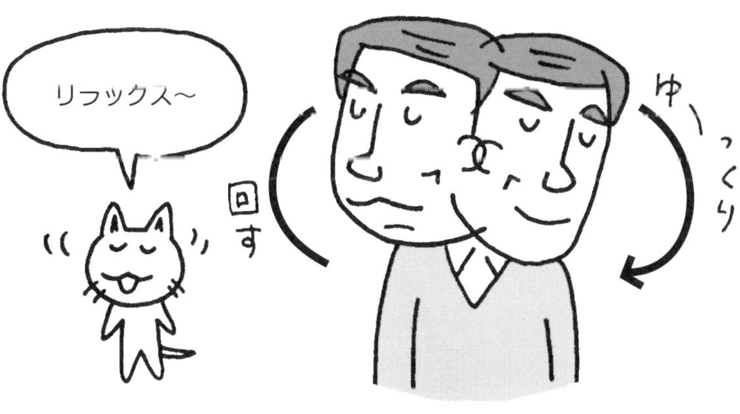

31 肩回し

肩を回して、肩まわりをほぐす体操です。くり返しおこない、柔軟な肩にしていきましょう。

動き方

① 両手を肩に置き、片手ずつ、ひじで円を描くように、前から後ろへ回す。

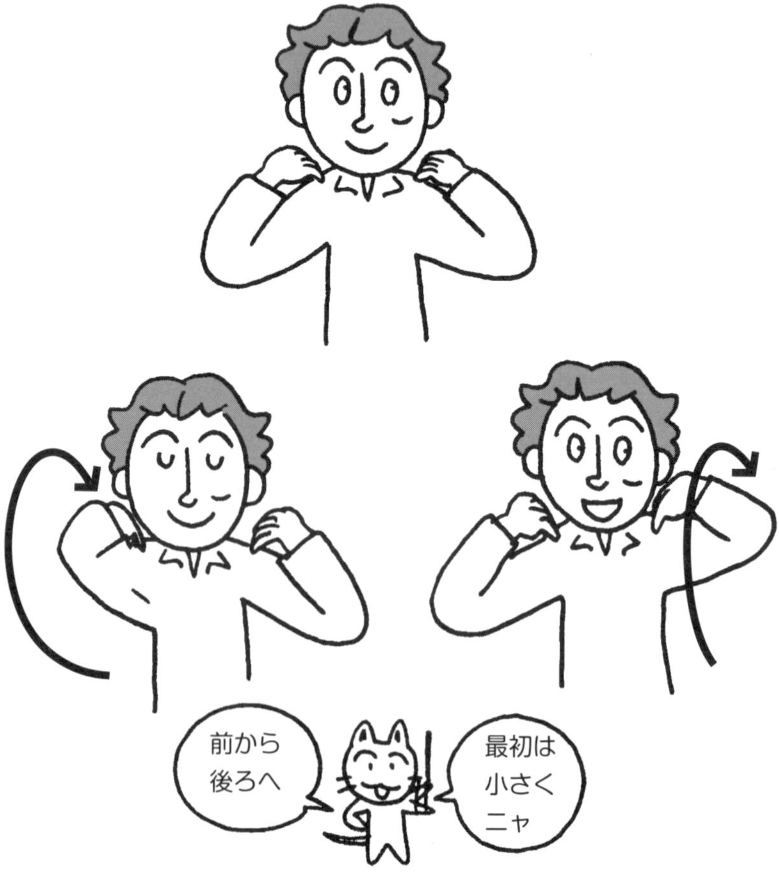

② 手の位置をかえず、片手ずつ、後ろから前へ回す。

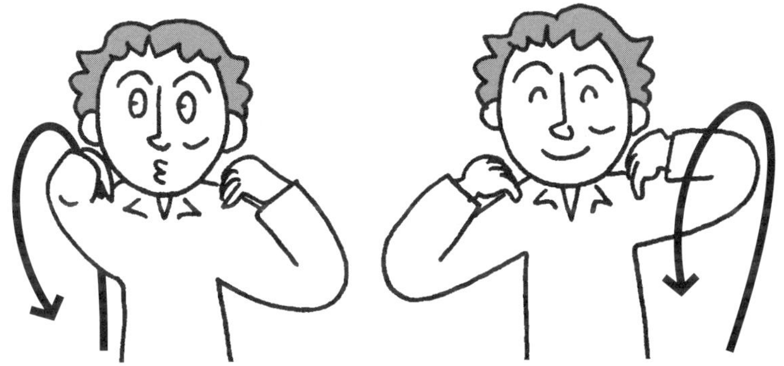

③ 両手を一緒に、前から後ろ、後ろから前へ回す。

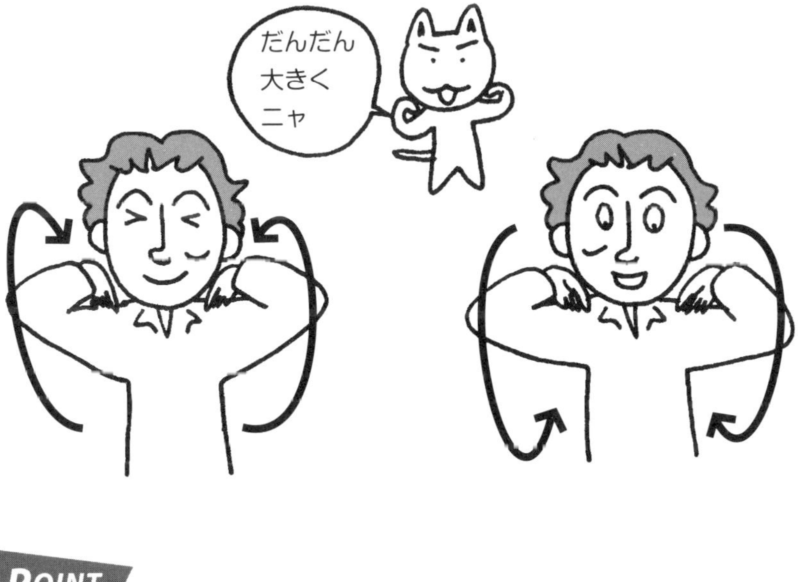

POINT

・最初から大きな円で回さず、肩がよくほぐれてから、徐々に大きく回すようにしましょう。

32 肩甲骨《けんこうこつ》のばし

加齢とともに背中が丸くなって肩が前に出てきます。1日に1度は肩をひっぱったりほぐしたりして、姿勢のよい体を維持しましょう。

動き方

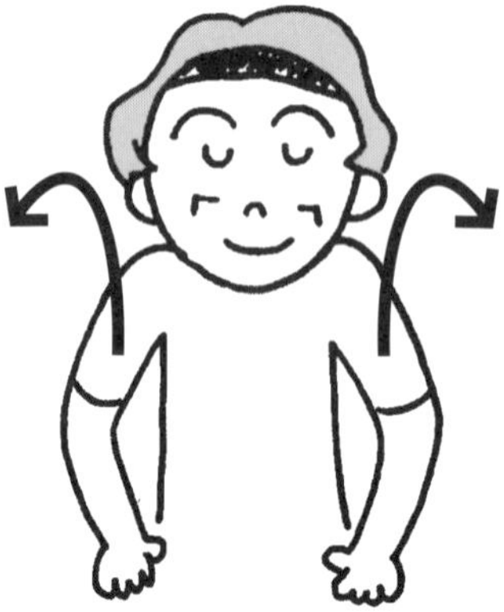

① 両肩を回しながら両手を後ろへグルリと回し、肩甲骨を寄せる。しっかり力を入れてゆっくり3つかぞえ、力を抜く。

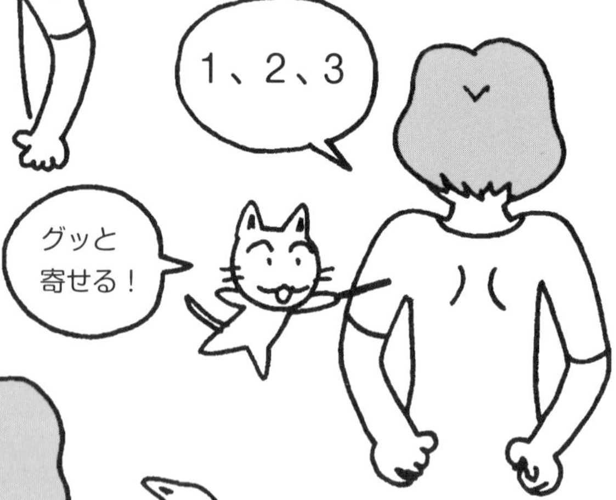
1、2、3
グッと寄せる！

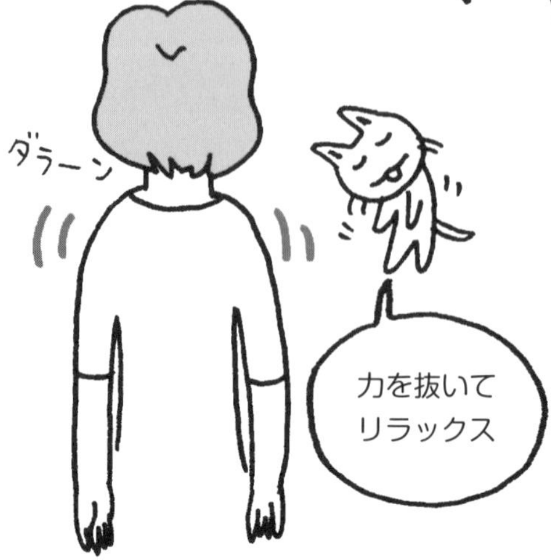
ダラーン
力を抜いてリラックス

★力を入れた後は、一度力を抜いてリラックス。

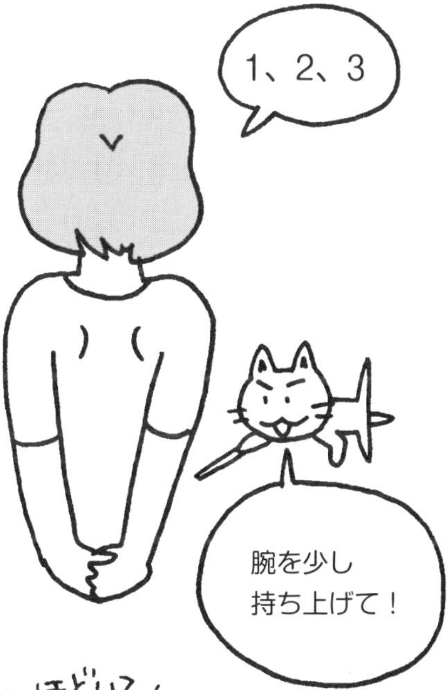
1、2、3
腕を少し
持ち上げて！

② 両手を後ろへ回して組み、ななめ下へひっぱる。そのまま腕を少し持ち上げて、3つかぞえる。

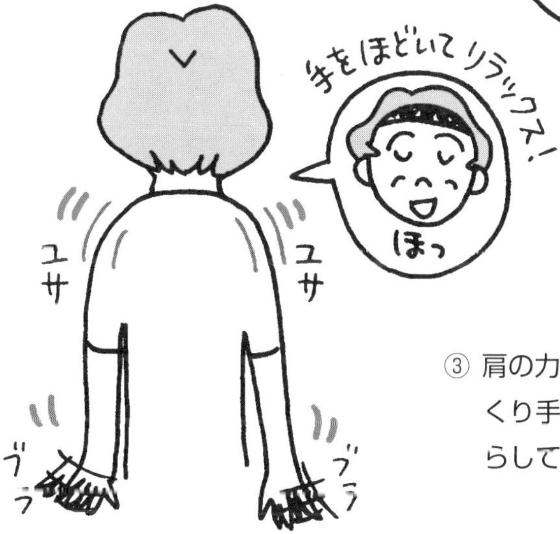
手をほどいてリラックス！
ほっ
ユサ
ユサ
ブラ
ブラ

③ 肩の力を抜きながらゆっくり手をほどき、肩をゆらしてリラックス。

POINT

・それぞれの体操を各5回くらいおこなうとよいでしょう。
・顔はまっすぐ前に向け、あごが上がらないようにしましょう。

33 肩のばし

肩の運動範囲が狭くならないよう、いろいろな方向にのばす体操です。動きにくくなった肩も、くり返しのばすうちに、少しずつ動く範囲が広くなります。

動き方

●右腕を左側に向けてまっすぐのばし、左手で右腕のひじのあたりを自分のほうに寄せる。
ゆっくり３つかぞえたら手をほどき、肩の力をよく抜く。

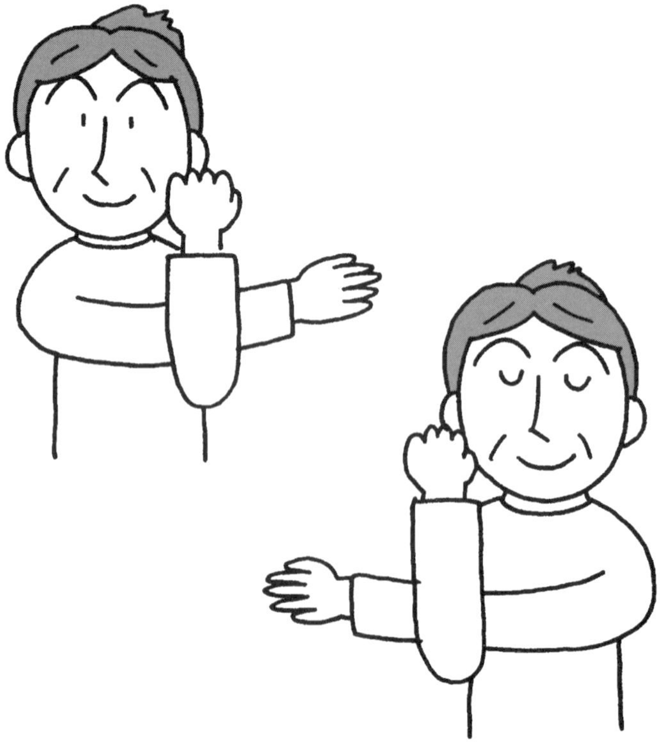

★左腕も同様におこなう。

●右腕を上げて、頭の後ろで折り、手を背中につける。左手で右のひじを持ち、ひっぱる。3つかぞえたら手をほどき、肩の力をよく抜く。

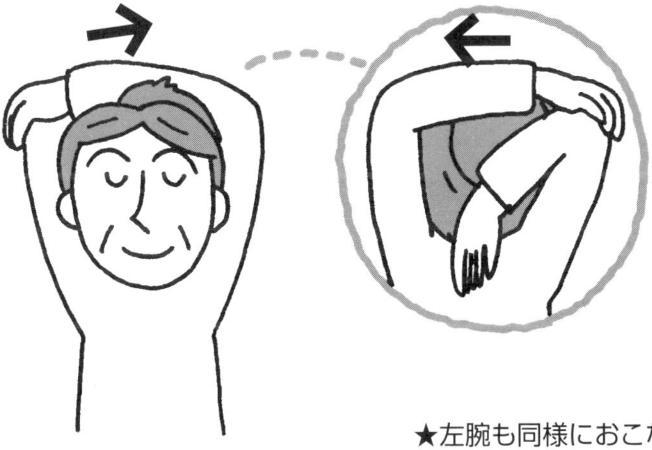

★左腕も同様におこなう。

●4つんばいになって右腕を前方にのばし、右のわきを床に近づけるようにする。手首を立てて3つかぞえ、4つんばいに戻る。

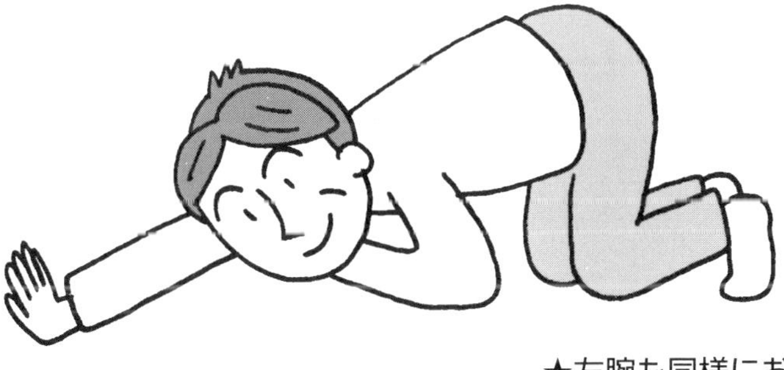

★左腕も同様におこなう。

POINT

・ゆったりと呼吸をしながら、おこないましょう。

34 目の体操

目を上下左右に動かす体操です。視野が狭くなると車や人が近づいてくるのに気づくのが遅れて危険です。日ごろから意識して目をしっかり動かしましょう。

動き方

●目を見開いて、右・上・左・下へ、リズミカルに大きく動かす。

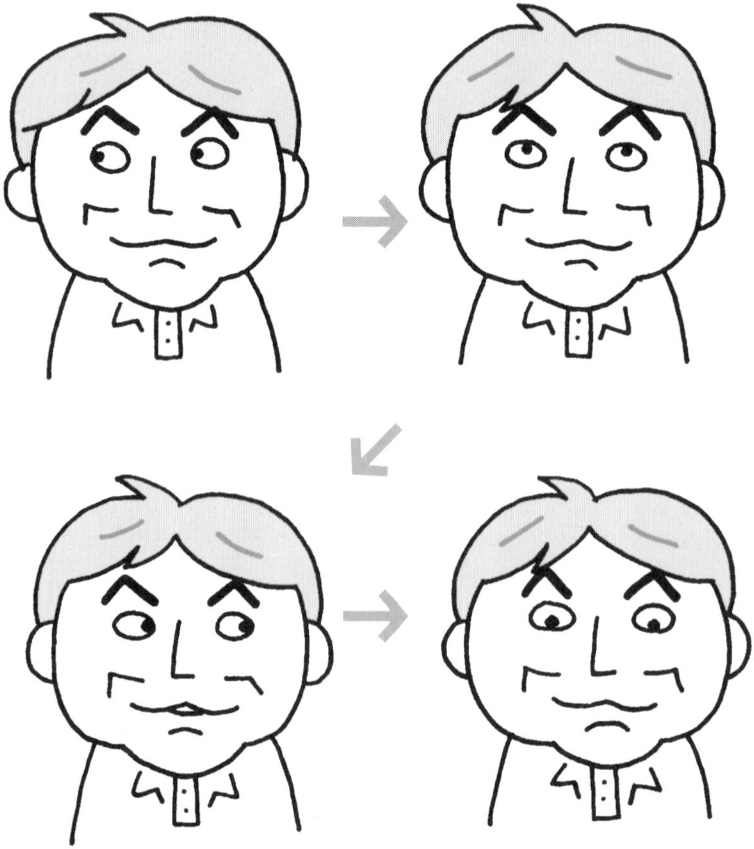

●左足をのばし、右ひざを立てて座り、右手は後ろについて、左手は右ひざに置く。
右後方に振り向いて右目をつぶり、左目で後ろを見る。

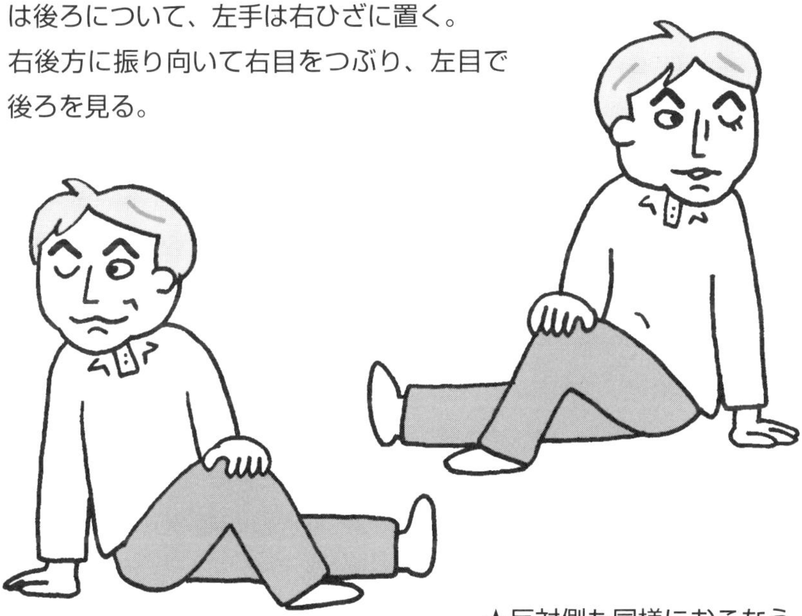

★反対側も同様におこなう。

POINT

最後に両目をつぶり、手を目にあてて休めましょう。

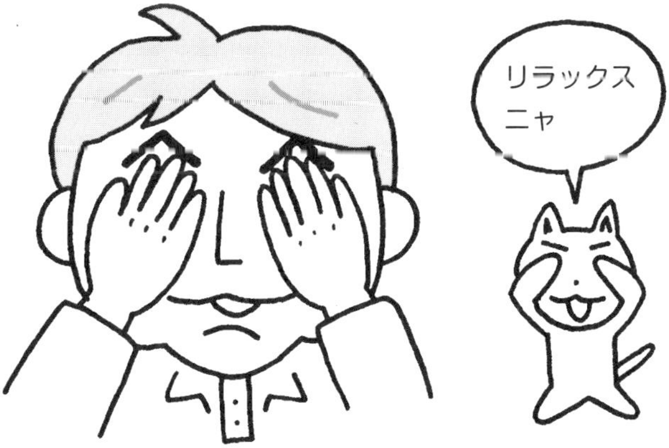

35 顔ほぐし

顔の筋肉をやわらかくすると、顔の血行がよくなり、目の疲れもやわらぎます。朝起きたときや入浴時、寝る前などに、リラックスしながらおこなってください。

動き方

① 口も目も大きくしっかり開く。

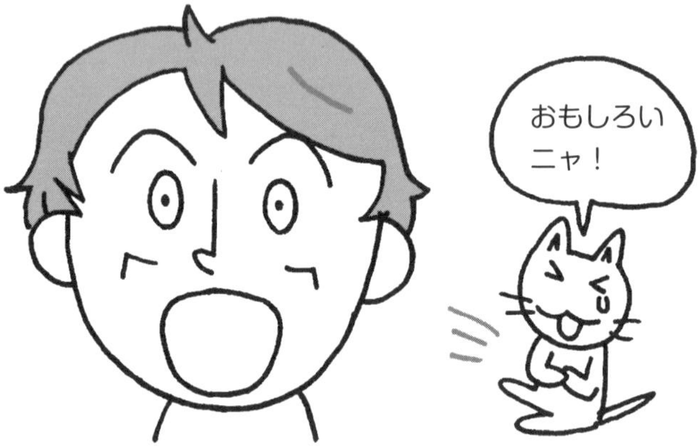

② 口と目を小さく縮めて、「すっぱい顔」にする。

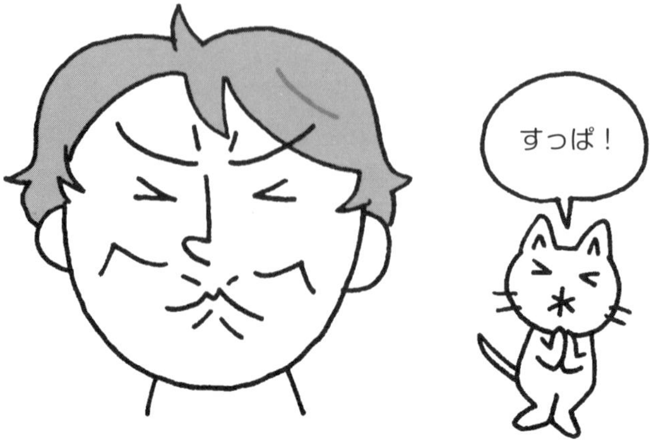

③ 口をとがらせて右へ、目も右を見る。反対側も同様におこなう。

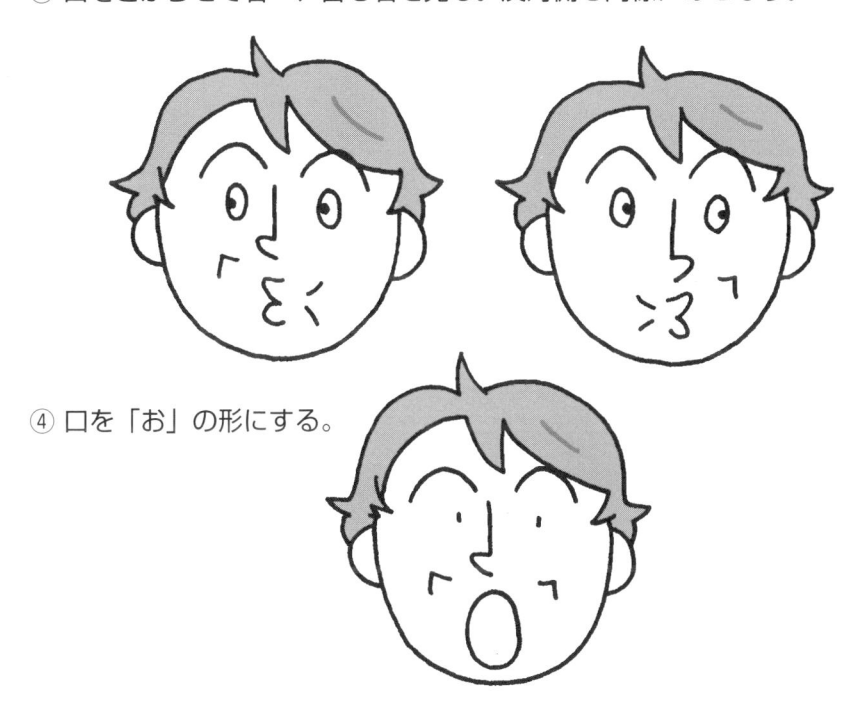

④ 口を「お」の形にする。

⑤ 手を使って、口を横に思い切りのばして、「イーッ！」をする。

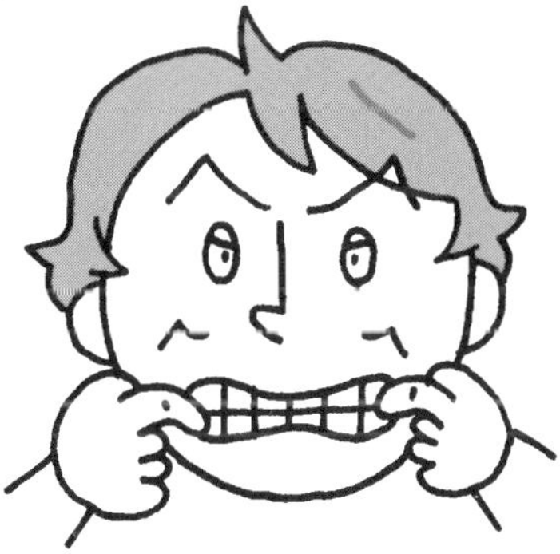

POINT

・鏡を見ながらおこなうと、顔の動きがわかりやすいです。朝や夜の洗顔時に、おこなってもよいでしょう。

36 耳のばし

体のいろいろな部分につながるつぼが集まっている耳を刺激する体操です。耳をいろいろな方向にひっぱれば、血行がよくなり、疲れた目もすっきりします。

動き方

① 左右それぞれの手で耳のまん中あたりをつまみ、横・上・下、いろいろな方向に引っぱる。

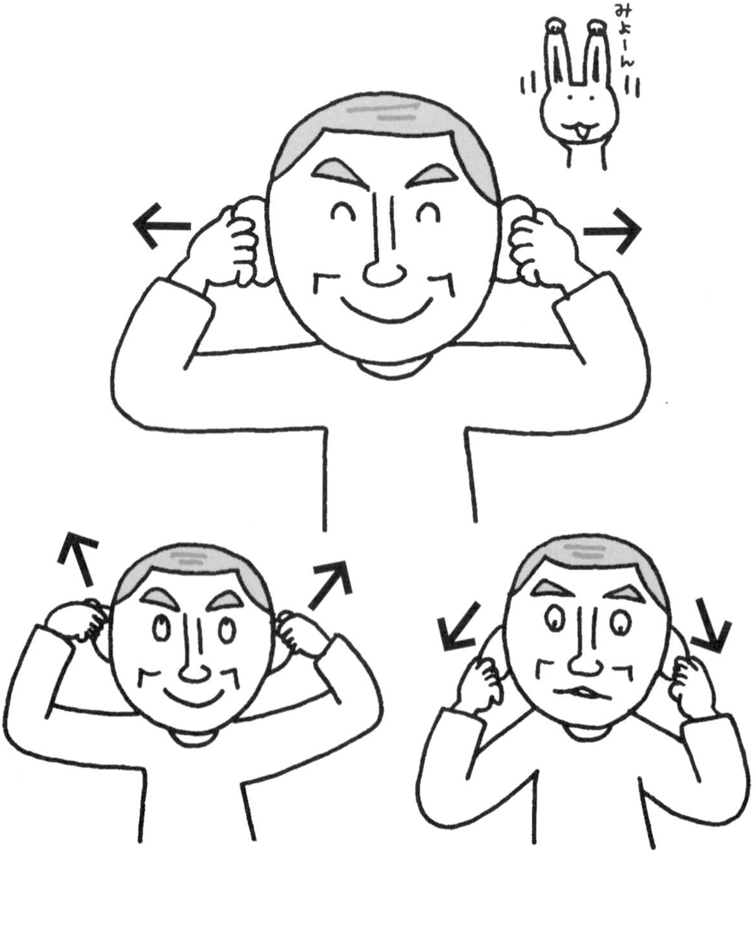

② 両方の手のひらを耳にあて、やさしく動かす。

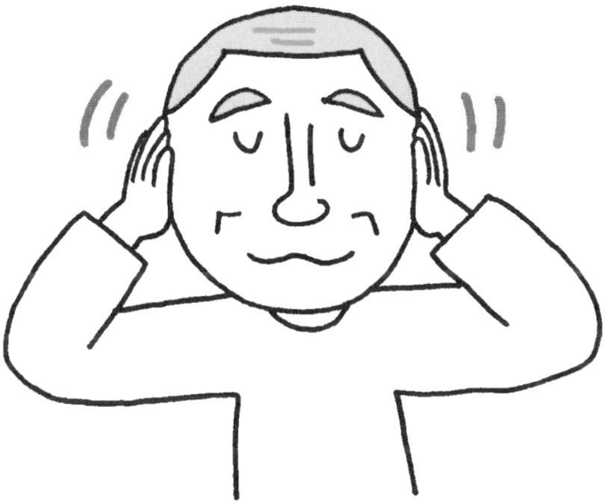

③ 耳のふちを上から下へたどるように、やさしくつまむ。

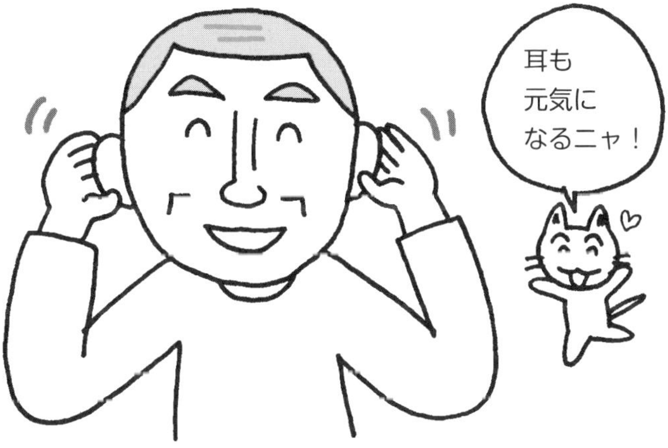

POINT

・痛いと感じる方向や箇所があるときには、ゆっくりほぐれるまで何度も引っぱったりつまんだりしましょう。血行がよくなり、痛みもやわらぎます。

37 指折り

指をたくさん動かすと、血行がよくなり、脳が活性化します。単純な動きですから、テレビのCM中や、待ち時間などを活用して、くり返したくさん動かしましょう。

動き方

●両手を親指から順に１本ずつ折り曲げ、小指まで折ったら今度は小指から順に１本ずつ立てていく。

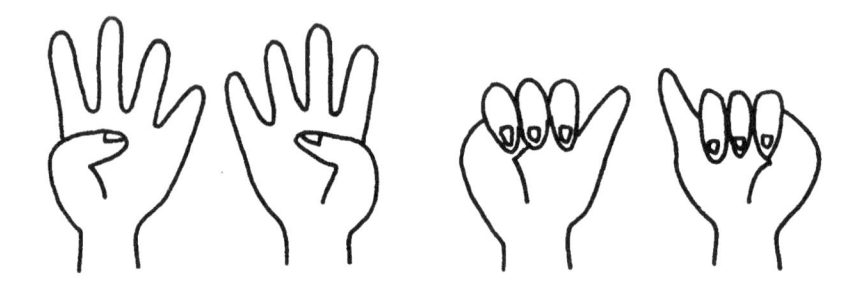

●両手を小指から順に１本ずつ折り曲げ、親指まで折ったら今度は親指から順に１本ずつ立てていく。

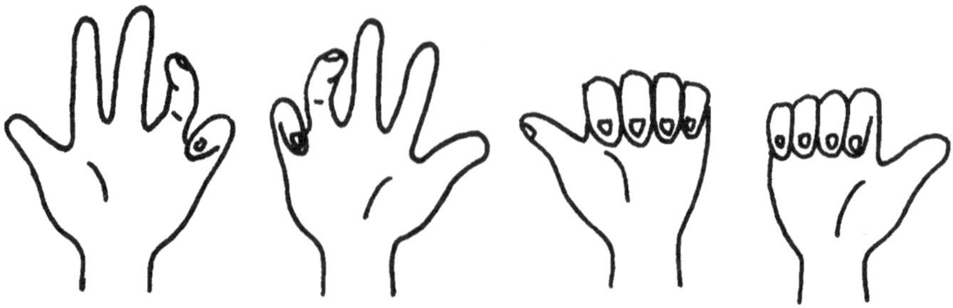

●右手は親指から、左手は小指から順に１本ずつ折り曲げ、全部折ったら今度は左手は小指から、右手は親指から立てていく。

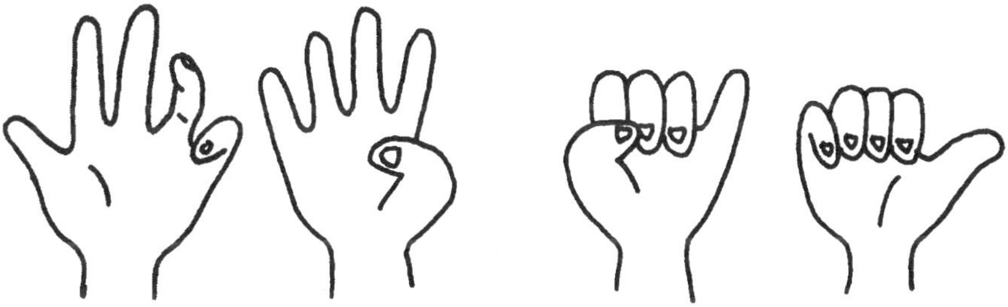

●右手は小指から、左手は親指から順に１本ずつ折り曲げ、全部折ったら今度は左手は親指から、右手は小指から立てていく。

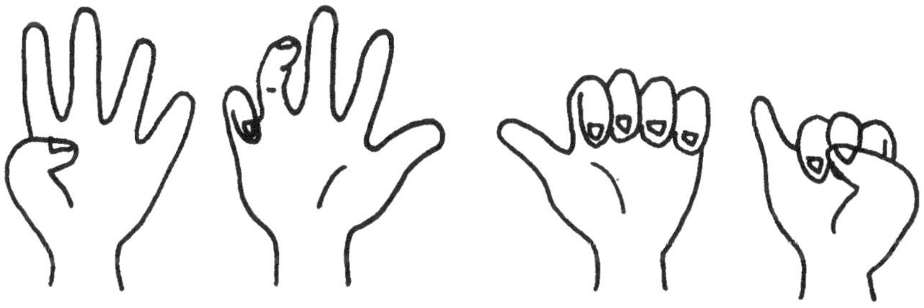

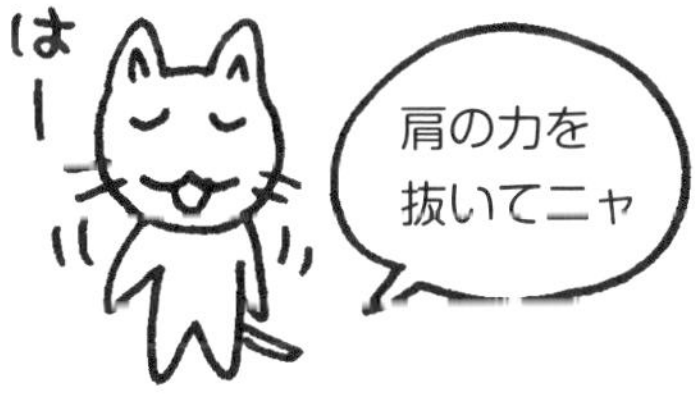

POINT

・折った指につられて、次の指も曲がってしまうこともあります。できるだけ一緒に動かないよう、意識しながらおこないましょう。
・指先に意識を集中させておこないましょう。
・肩に力が入りやすいので、意識して力を抜くようにしましょう。

38 記憶体操

動きの順番を覚えて腕を動かす、脳をたっぷり使う体操です。リズムにのって楽しく動いてみましょう。

動き方

●各ポーズで４つずつかぞえながらおこなう。

① 手を横に広げ、肩の高さに上げる。

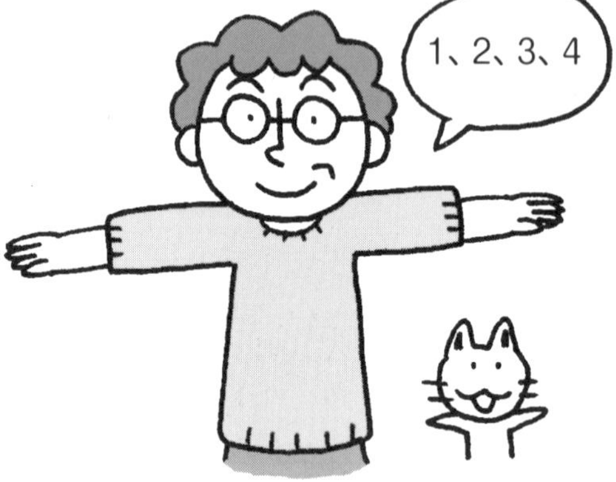
1、2、3、4

② ひじを曲げて手を胸に置く。

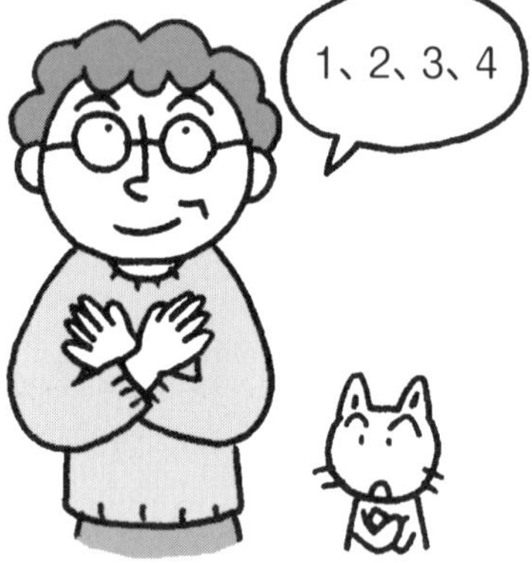
1、2、3、4

③ 手を下げる。

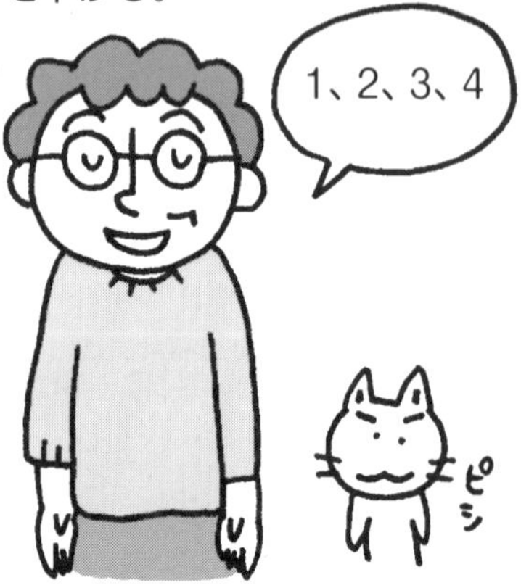
1、2、3、4
ピシ

④ 手を上げる。

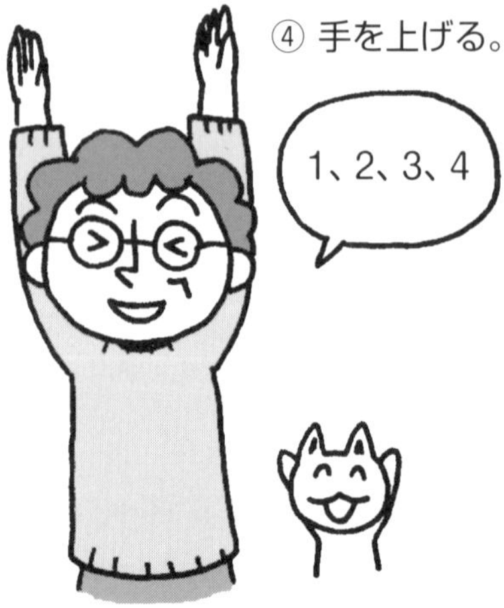
1、2、3、4

★各ポーズを覚えたら、①～④の動きを続けてくり返す。

●足も一緒に動かす。

①

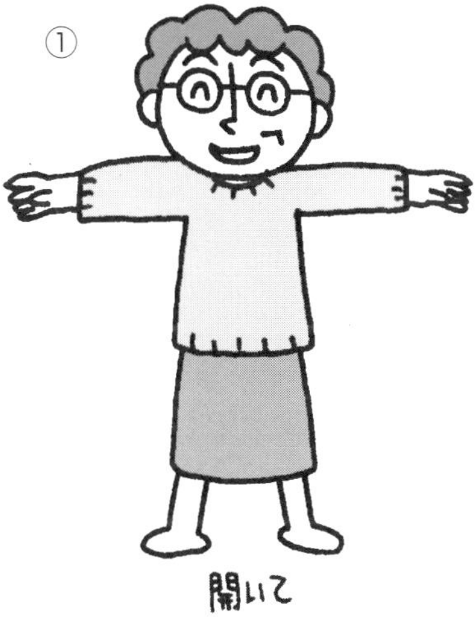
開いて

②

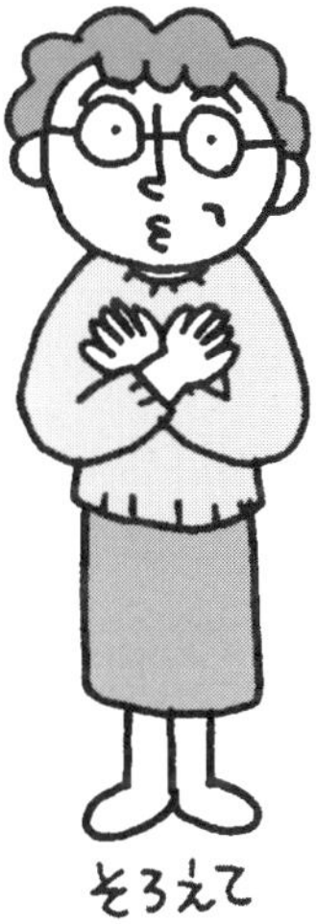
そろえて

③

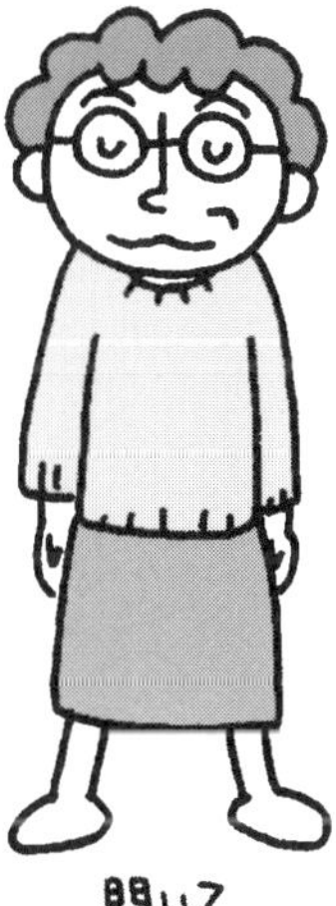
開いて

④

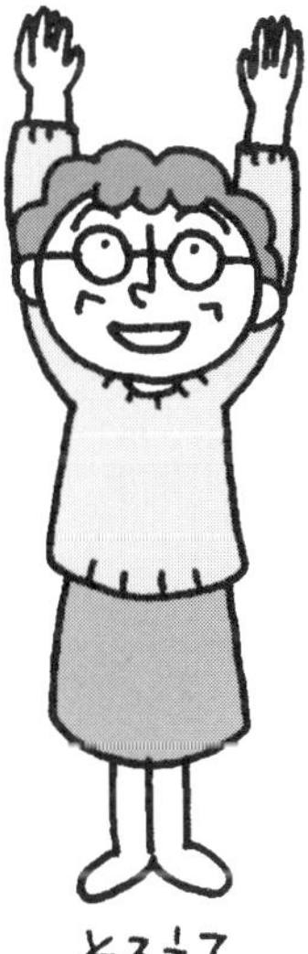
そろえて

POINT

・最初はゆっくり動き、少しずつ速く動かしていきましょう。最初は１ポーズ４つかぞえるのが目安。慣れたら２つ、１つとかぞえるのを短くしていきましょう。

39 ひとりジャンケン

左右の手でジャンケン。必ず右が勝つ、左が勝つ、と決めてグーチョキパーを出していきます。手をしっかり動かしながら、頭も使う体操です。

動き方

①「ジャンケンポン、ジャンケンポン」と言いながら、左右の手でくり返しジャンケンをする。先に右手を出して、右手が勝つように左手を出す。

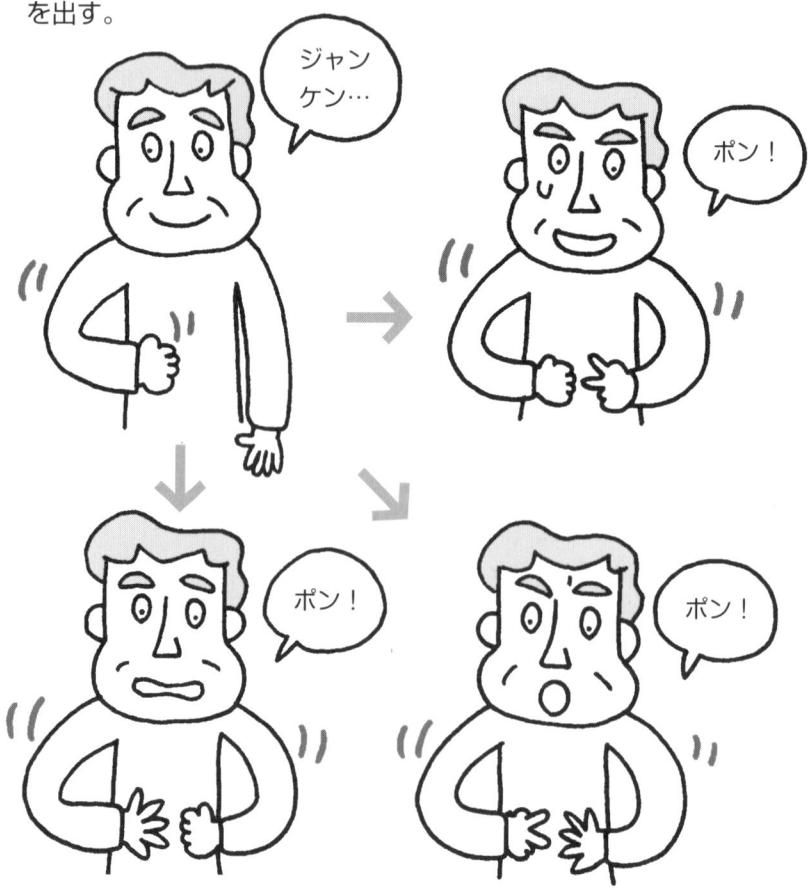

★慣れたら、左手が勝つようにかえて同様におこなう。

② 今度は、手と足でジャンケンをする。最初に手を出して、手が勝つように足を出す。椅子に座っておこなってもよい。

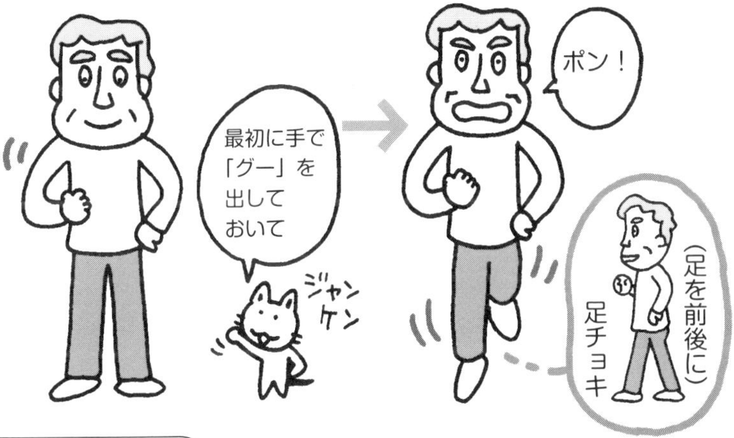
最初に手で
「グー」を
出して
おいて
ジャン
ケン
ポン！
（足を前後に）
足チョキ

足のジャンケン

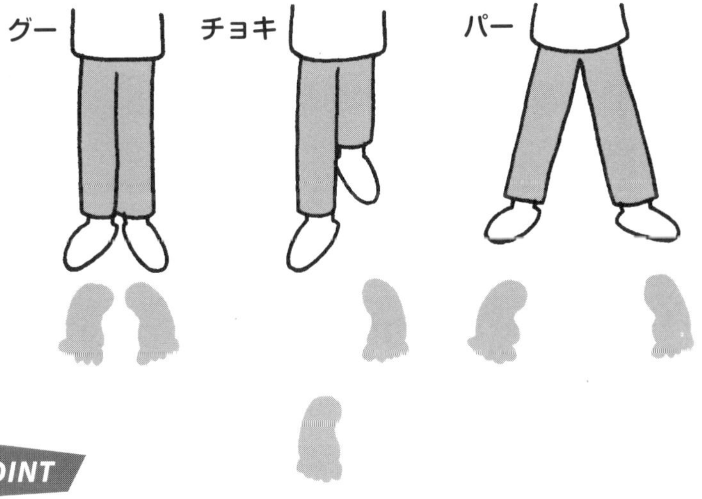

POINT

・グーチョキパーと、手をしっかり動かしましょう。
・最初はゆっくり、少しずつ速くしていきましょう。
・立って足でジャンケンをする場合は、転ばないように注意してください。

介護者の基礎知識

～シニアの体の状態を知ろう～

無理な体操は、シニアの体にとって大きな負担になります。
安全に、適切に体操をリードするには、シニアの体を理解しておくことが必要です。

その1

シニアは
足首・足・ひざ・股関節《こかんせつ》がかたく
体のバランスが悪いこと、
各関節の可動範囲が狭いことを
理解しよう。

シニアは足まわりの関節がかたくなっていることが多く、
思わぬところで、転倒する危険があります。
立っておこなう体操は、
必ず手を添えて支えるところから始め、
転倒には充分気をつけてあげてください。
体のあちこちの関節は可動範囲が思うより狭く、
また、痛みに鈍感になっていることもあります。
介護者はシニアの体に無理がないか確認しながら
体操を進めていきましょう。

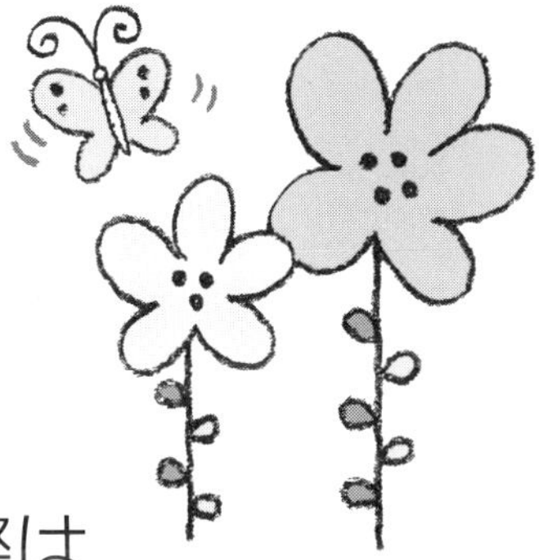

その2

体操の手助けをする際は、シニアを緊張させないよう、手など、本人が見える場所にそっとふれること。

シニアの背中や肩・顔のまわりなど、
本人から見えない場所を急にさわると、
相手を緊張させてしまいます。
手など、見える場所にそっとふれるようにすると、
安心してもらえます。
「たくさん体を動かせるようにお手伝いをさせていただく」
という気持ちで、手を差しのべてみてください。

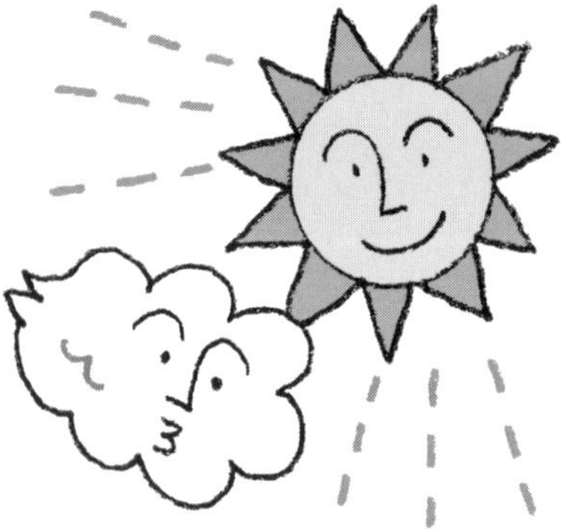

その3

体操をするときは、シニアの顔と肩をよく見て、痛みを我慢していないかを読み取ろう。

痛みを伝えられず無理をしてしまうシニアもいます。
痛みを感じると、肩がびくっとしたり、
顔の表情に表れることが多いので、
痛みを我慢していないか、緊張していないか、
シニアの顔と肩を、気をつけてよく見ながら
体操をおこなうようにしましょう。

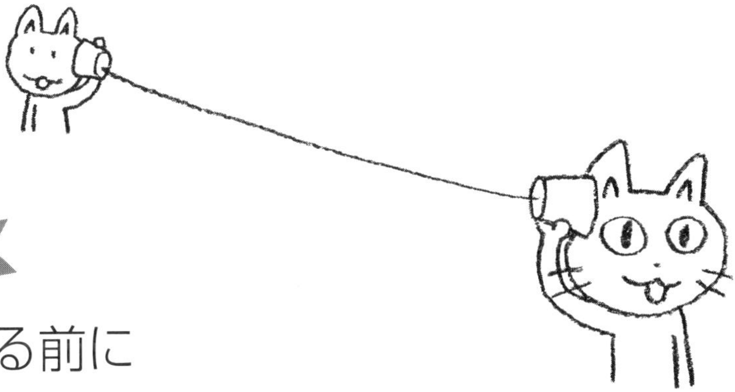

その4

始める前に
どんな体操をするのか
伝えよう。
動かす場所を温めてから
始めるのがＧＯＯＤ 。

どんな体操をおこなうときも、
どこを動かすか、どんな効果があるかを言葉で伝え、
シニアがその部位（場所）を意識して動かせるようにしましょう。
また、動かす部位がかたいまま体操を始めると、
うまく動かせなかったり、痛みが出たりすることがあります。
手や足なら、人肌より温かい湯に浸けたり、
肩やひざなら、手でさすったりなどしてから、
始めるとよいでしょう。

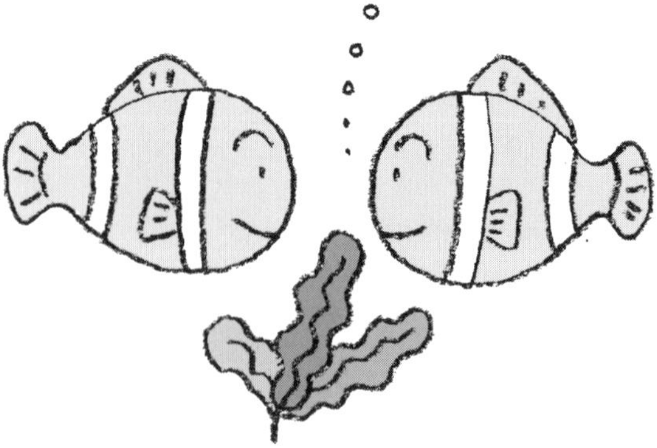

その5

話すときは、
必ずシニアの顔を見て話そう。

高齢になると耳の機能も衰えてきます。
体操の途中で説明をするようなときなど、
後ろから声をかけても聞こえないことがあります。
介護者はシニアから顔が見える位置に移動し、
「話をしますよ」という姿勢をつくってから
話すようにしましょう。

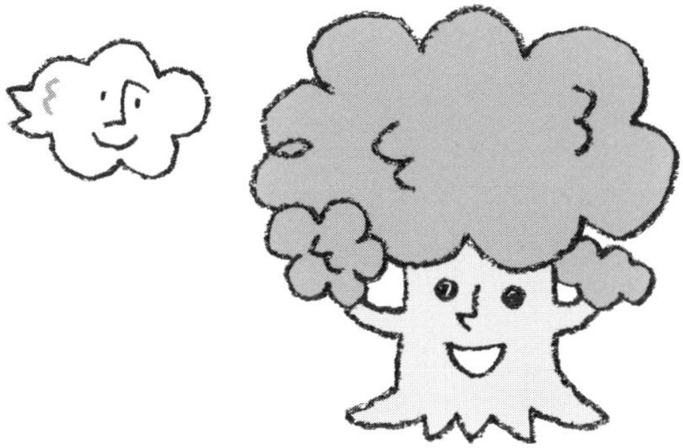

その6

体操の介助は
見守ることを大切にしながら、
一緒にゆっくり
呼吸をしながらおこなおう。

手伝いが必要なシニアには、

必ず「お手伝いしますね」と声をかけてから介助すること。

自分で動かすことができるシニアには

あまり手を出さず、見守るようにしましょう。

いずれにしても、体操をおこなうときは

シニアが呼吸を意識できるよう、

「吸いましょうね」「吐きましょうね」と声をかけて、

一緒にゆっくり呼吸をしながらおこないましょう。

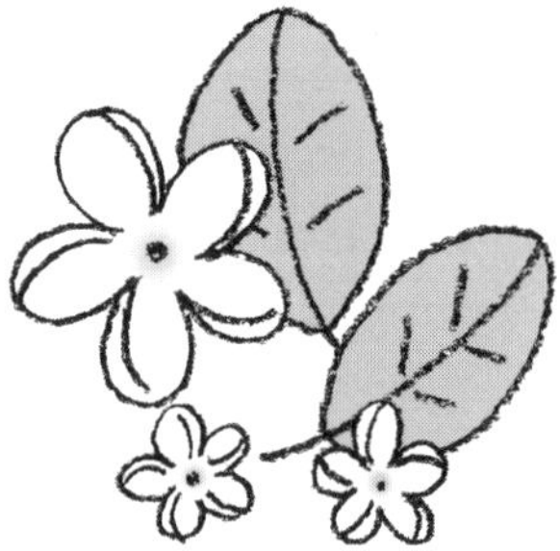

その7

体操をするときは、段階を追って少しずつ体を動かしていくこと。体を動かすことが習慣になるよう「すき間体操」に誘おう。

リラックス効果やストレッチ効果のある体操は、
こまめにおこなうことで、少しずつ体がほぐれていきます。
また、筋力を強くする体操は、
週に３～４回おこなうと効果があがります。
動くことが習慣になるよう
「ちょっとだけ動いてみましょうか」と声をかけながら、
くり返し「すき間体操」に誘ってみてください。

編著者紹介

●グループこんぺいと

保育現場をもちながら企画編集するプロダクション。
幼児の発達にかかわるノウハウが，シニアの老化防止に活用できることに着目。
楽しく動いて老化を防止するアイデアを提案している。

執筆者紹介

●木下悦子

体操プランナー。
横浜市にてシニア向け健康体操を指導している。

デザイン・村上ゆみ子（株式会社エルジェ）
イラスト・山口まく

すき間《ま》体操《たいそう》で毎日健康《まいにちけんこう》＋《プラス》介護者《かいごしゃ》の基礎知識《きそちしき》

2012年２月20日　初版発行

編著者	グループこんぺいと
発行者	武　馬　久　仁　裕
印　刷	株式会社　太洋社
製　本	株式会社　太洋社

発行所　株式会社　黎《れい》明《めい》書《しょ》房《ぼう》

〒460-0002　名古屋市中区丸の内3-6-27　EBSビル
☎052-962-3045　FAX052-951-9065　振替・00880-1-59001
〒101-0051　東京連絡所・千代田区神田神保町1-32-2
南部ビル302号　☎03-3268-3470

落丁本・乱丁本はお取替します。　ISBN978-4-654-05697-2

シニアの手・指・頭・体の 機能を守る遊び68＋介護者の基礎知識

グループこんぺいとう編著
Ａ５判・93頁　1600円

シニアも介護者も使える機能を守る遊び①　毎日の生活に気軽に取り入れられる手・指，頭，体の機能を守る遊びを紹介。付録「介護者の基礎知識」や「ヘルパーＱ＆Ａ」，コピーして使える「今週の介護メモ」付き。

心の底から笑える１人から楽しむ 健康爆笑ゲーム＆体操37

グループこんぺいとう編著
Ａ５判・93頁　1600円

シニアも介護者も使える機能を守る遊び②　元気な体と心の維持にぴったりな，笑って楽しく体を動かせるゲームや体操を紹介。ケアプラン作成に便利な「５分でできるマーク」付き。

昔遊びレクで頭と体を機能UP! ＋介護者の基礎知識

グループこんぺいとう編著
Ａ５判・93頁　1600円

シニアも介護者も使える機能を守る遊び③　おてだまや紙ずもう，かぞえ歌など，シニアの健康維持・増進にもってこいの昔遊びレクを32種紹介。懐かしさにやる気もUPして，手指や体，脳をたっぷり使えます。

軽い認知症の方にもすぐ役立つ なぞなぞとクイズ・回想法ゲーム

今井弘雄著
Ａ５判・93頁　1600円

シリーズ・シニアが笑顔で楽しむ①　とんちクイズや四字熟語，ことわざのクイズなど，軽い頭の体操として楽しめる問題を多数収録。軽い認知症の方も楽しめる回想法を使ったゲームを実践例などとともに紹介。

要支援・要介護の人も楽しめる シニアの心と身体が自然に動く歌体操22

斎藤道雄著
Ａ５判・93頁　1600円

シリーズ・シニアが笑顔で楽しむ③　グー・チョキ・パーや手拍子など，シンプルな動きだけでできる，かんたんで楽しい歌体操11曲22種を紹介。身体機能のレベルにかかわらず，誰でも気軽に楽しめます。

シニアもスタッフも幸せになれる ハッピーレクリエーション

斎藤道雄著
Ａ５判・93頁　1600円

シリーズ・シニアが笑顔で楽しむ⑥　レクリエーションを通して，支援される側だけでなく，支援する側も一緒に幸せになれる28のハッピーレクリエーションと，その演出のための12の魔法のテクニックを紹介。

Dr・歯科医師・Ns・PT・OT・ST・PHN・介護福祉士 みんなで考えた 高齢者の楽しい介護予防体操＆レク

藤島一郎監修　青木智恵子著
Ｂ５判・135頁　2600円

介護予防の基礎知識から，簡単にできる体力・えん下《げ》テスト，専門職のアドバイスを取り入れた，医学的エビデンス（根拠）をもつ転倒予防・えん下障害予防の運動・体操・レク＆ゲームまでを楽しいイラストを交えやさしく紹介。

※表示価格は本体価格です。別途消費税がかかります。